Hans-Josef Fritschi

Crataegus

Die Alchemie des Weißdorns
Spagyrische Botschaften und Rezepturen

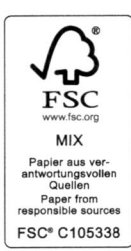

Bibliografische Information der Deutschen Nationalbibliothek: Die Deutsche Nationalbibliothek verzeichnet diese Publikation in der Deutschen National-bibliografie. Detaillierte bibliografische Daten sind im Internet unter http://dnb.d-nb.de abrufbar.

Die automatisierte Analyse des Werkes, um daraus Informationen insbesondere über Muster, Trends und Korrelationen gemäß §44b UrhG („Text und Data Mining") zu gewinnen, ist untersagt.

Wichtiger Hinweis:
Die in diesem Buch gemachten Hinweise auf medizinische Wirkungen und Anwendungen entsprechen dem gegenwärtigen Stand und wurden sorgfältig geprüft. Eine Garantie kann jedoch in keinem Fall übernommen werden. Die Umsetzung geschieht in alleiniger Verantwortung des Anwenders. Die Hinweise in diesem Buch ersetzen keine im Einzelfall notwendige ärztliche Therapie. Es entfällt jegliche Haftung seitens des Autors bzw. des Verlages und seiner Beauftragten für Schäden jedweder Art.

Impressum:
© 2024 Hans-Josef Fritschi
Verlag: BoD • Books on Demand GmbH, In de Tarpen 42, 22848 Norderstedt
Druck: Libri Plureos GmbH, Friedensallee 273, 22763 Hamburg
ISBN: 978-3-7597-3450-1

Inhalt

Ein Vorwort in Versen

Am Weißdorn

So wollt' die Natur mich lehren:

War's im Traum, war's im Wach,
ein Strauch zu mir sprach:
Hör auf mein Singen,
will Weisheit dir bringen,
die so lang ruht' im Schlaf.

So traf sein Gesang
mein Ohr und drang
ins Herz mir ganz tief
wo Merlin schlief
und das Mädchen im Schloss.

Dann floss mir die Kunde
vom Blut hin zum Munde:
Schaut auf die Hecken,
wie zum Himmel sie recken
Blüten und Beeren.

Lasst sie uns ehren!

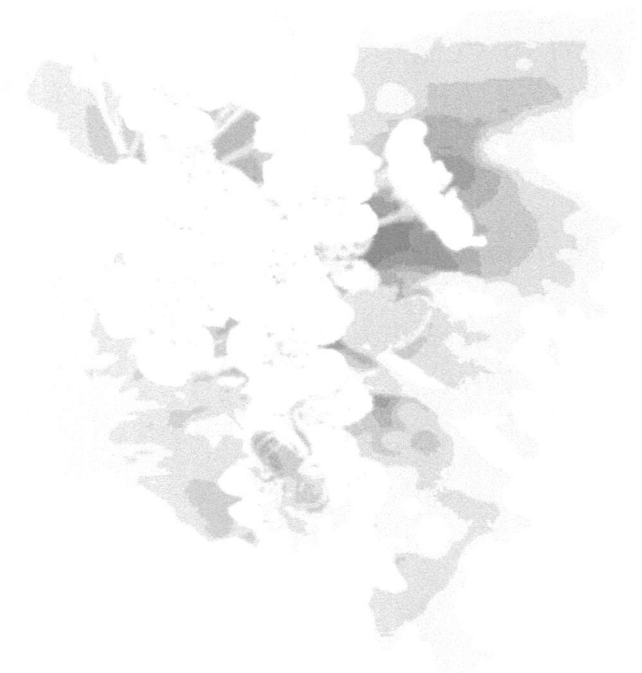

Pflanzenbegegnung

Der Mai ist der Frühlingsmonat schlechthin. Nie vorher und niemals mehr danach zeigt die Natur eine solche Fülle an Blumen und Blüten, Farben und Düften. Der Mai ist aber auch janusköpfig, hat zwei sehr unterschiedliche Seiten: Einmal kann die Sommerwärme anklopfen, ein andermal zeigen Nachtfröste, dass der Winter noch nicht ganz in seinen verdienten Sommerschlaf gefunden hat. Die Eisheiligen sind seine Nachhut. Schließlich jedoch müssen sie doch dem Sommer Durchlass gewähren. Nun heißt es unwiderruflich: Winter ade!

In der ambivalenten Zeit der Eisheiligen, also meist so um die Monatsmitte, beginnt die Natur mit langen, weichen Atemzügen, dem saftigen Grün der Kräuter, Büsche und Bäume eine farbenfrohe Blütenpracht einzuhauchen. Im Bayerischen nennen sie diese Zeit Blüah, im Alemannischen Bluescht und auf Plattdeutsch heißt sie Blöitied. Der erste Sturm des Löwenzahngelbs ist vorbei. Es wurde abgelöst vom Hahnenfuß, der auf hohen, filigranen Stängeln sonnig in den lauen Lüften tänzelt. Ähnliches hat sich in den Hecken vollzogen: Die Schlehen haben ihr schneeweißes Blütenkleid längst abgelegt. Nun schwellen im Gebüsch nebenan viele kleine kugelige Köpfchen zu Knospen heran, die sich über Nacht in ein wahres Meer aus weißen Blüten verwandeln. Wie aus dem Nichts gibt sich der Weißdorn zu erkennen und beherrscht für ein paar wenige Wochen die Landschaft.

Weißdornhecken sind ausgesprochen dicht. Ein Strauch steht nah am anderen, und ihre dornenbewehrten Äste durchdringen sich. So ist kein Durchgang möglich, weder von der einen noch der anderen Seite der Hecke. Für Insekten ist der Weißdorn eine sichere Heimstatt. Sie sorgen auch dafür, dass die Blüten bestäubt werden und sich im Herbst die walzenförmigen roten Früchte bilden können.

Wenn man vor einem blühenden Weißdorn (oder einer ganzen Hecke) steht, spürt man Fülle und Freude: der volle Reichtum an lebendiger Schönheit. Beim Anblick sind die sperrigen Äste und das frische Grün der Blätter bereitwillig in den Hintergrund getreten. Sie bereitet dem Weiß der Blüte eine dezente Kulisse. Beim Nähern taucht man in den Duft der Blüten ein, der den Busch wie eine unsichtbare Wolke einhüllt. Zunächst zeigt er sich in einer schlichten Süße, die sich jedoch wandelt, je näher man an die Blütenpracht herantritt. Mehr und mehr mischt sich Animalisches in ihn hinein, das manchen Nasen unangenehm werden kann.

Ob aus nächster Nähe oder sicherer Distanz: Dem Auge bietet die Weißdornblüte mit ihren fünf Blütenblättern eine weich geschwungene Symmetrie, wie ein blühendes Gedicht mit fünf Strophen. Jede Einzelne biegt sich leicht nach oben, sodass sie wie kleine, flache Schüsseln aussehen. Es erscheint, als sei jede von ihnen ein kleiner Parabolspiegel, der die Energien von außen auffängt und in einem Brennpunkt bündelt. Dabei hat jede Weißdornblüte mit ihren zahlreichen Staubgefäßen eine ganze Menge solcher „Brennpunkte". Auf feinen Stilen sitzend, ragen pollenschwere, zwittrige Beutelchen in den Raum hinein, den die geschwungene Blüte einfängt. Farblich kündet ihr Rot schon von der herbstlichen Frucht, die noch in den Kissen der Zukunft schläft.

Wenn der Juni kommt, legt sich allmählich eine beginnende Welke über den Strauch. Das Weiß der Blüten vergilbt, sie trocknen ein und fallen schließlich, spröde geworden, ins hohe Gras, das am Fuß der Büsche in vollem Safte steht. Was bleibt, sind an langen Stilen hängende Fruchtknoten. Manche von ihnen zeigen schon jetzt einen kaum wahrnehmbaren Hauch von Röte, in welcher später im Jahr die Früchte leuchten werden. In den langen Tagen des Sommers schwellen sie allmählich an. Geduldig warten sie bis zum August, wenn die Reife sich ankündigt, die sich im September nach und nach über den ganzen Weißdornstrauch legt. Dann beugen die blutroten Früchte sich in schweren Rispen der Erde zu.

Anders als bei Schlehe oder Holunder zieht es im Herbst nur wenige Menschen zum Weißdorn. Sicher sind solche darunter, die Beeren und Wildfrüchte sammeln. Aber auch sie suchen nicht in erster Linie diese Pflanze. Heilkundige wird man eher dort treffen und ihnen zuschauen können, wie sie die Früchte von ihren Stilen streifen. Sie wissen um die verborgenen Heilkräfte des Weißdorns und sammeln im Frühjahr seine Blüten und im Herbst die Früchte. Zur Nahrung dienen diese selten. Sie haben nur wenig Fruchtfleisch, das auch kein sonderlich hervorstechendes Aroma besitzt. Weise Naturkenner lassen die roten Beeren (die eigentlich gar keine Beeren sind, sondern eher winzige Äpfel) den Tieren, vor allem den Vögeln. Sie sind es auch, die die Samen verbreiten und dafür sorgen, dass der immerwährende Zyklus des Weißdornlebens nicht unterbrochen wird.

Später im Herbst, wenn die Stürme wieder erwachen und sich die Landschaft immer öfter in klamm-kalte Nebel hüllt, vertrocknet auch das Laub am Weißdornbusch. Das macht es ohne großes Aufsehen. Da ist kein gelbes oder rotes Leuchten und Glühen wie bei manchen Bäumen, die in seiner Nähe stehen. Erst wenn die ersten Fröste das Land streifen, fallen die vertrockneten Blätter ins müde Gras. So mancher Igel wird sie dankbar mitnehmen und mit ihnen ein schützendes Heim bauen, um der Kälte des Winters zu trotzen. Zurück bleibt ein dichtes Geäst, ein hölzernes Netz, das auch ohne Laub und Blüte den suchenden Augen den Durchblick verwehrt. Irgendwann häuft sich Schnee in der Hecke und das Leben legt sich schlafen. Bei den Wenigen, die wissen, hängt ein trockenes Weißdornästchen über Tür oder Fenster. Es erinnert sie und mahnt. Und hilft und tröstet.

Pflanzenwissen

Wer vor einem Weißdorn steht, sollte an Rosen denken. Er zählt nämlich zu der großen Familie der Rosengewächse, von denen es weltweit rund 3000 Arten gibt, vor allem auf der Nordhalbkugel. Zu ihnen gehören viele Obstsorten wie Apfel, Birne, Kirsche oder Aprikose, auch Beeren wie Erdbeeren, Brombeeren und Himbeeren und manche Heilkräuter wie Frauenmantel, Nelkenwurz oder Fingerkraut.

Vom Weißdorn gibt es nicht nur eine Art. Es sind bis zu 300 verschiedene Weißdorne bekannt. Die meisten davon sind im Osten Nordamerikas beheimatet. In Europa finden sich rund 20 Arten, in Mitteleuropa drei bis sechs. Am weitaus häufigsten treffen wir in unseren Breiten den eingriffeligen und den zweigriffeligen Weißdorn an. Allerdings gibt es eine Unzahl an Kreuzungen und Hybriden. Diese lassen sich auch von Experten kaum exakt unterscheiden. Selbst eine rotblühende Art gibt es. Sie nennt sich bezeichnenderweise Rotdorn. Allerdings handelt es sich hierbei um eine Kulturform innerhalb der Gattung der Weißdorne.

Botanisch heißt der Weißdorn Crataegus, was sich vom altgriechischen *krataiós* ableitet. Der Name bedeutet so viel wie stark und fest und soll sich auf die Härte und Festigkeit seines Holzes beziehen. Das deutsche Wort Weißdorn ist unschwer auf die Blütenfarbe zurückzuführen. Früher hieß die Pflanze jedoch Hagedorn. So, oder in ähnlichen Wendungen, nennt man in bestimmten Regionen Weißdorn heute noch. Ein Hag war ein von Hecken eingegrenztes Stück Land. Aber auch die Hecken selbst wurden so benannt. Diese Verbindung kennen wir außerdem von der Heckenrose, deren Früchte Hagebutten heißen.

Weißdorn wächst häufig als Strauch oder kleiner Baum an Weg- und Waldrändern. Er ist ziemlich anspruchslos, liebt jedoch eher kalkreiche Böden. In Hecken wächst er gerne nahe bei Schlehen, in lichten Wäldern findet man ihn oft wo Buchen oder Kiefern wachsen. In Städten wird es mitunter in Grünanlagen und Parks angepflanzt.

Wie sein Name sagt, trägt der Weißdorn Dornen, je nach Art mal mehr, mal weniger, kleinere oder größere. Die Blätter sind gelappt, bisweilen auch tief eingeschnitten. Die Blüten stehen in aufrechten Doldenrispen und zeigen sich meist im Monat Mai. Manche Arten blühen auch bis in den Juni hinein, je nach Klima und Standort. Ihnen entströmt ein eigenartiger Geruch, der meist als unangenehm wahrgenommen wird. Er ist auf Trimethylamin zurückzuführen und wird als fisch- oder tran- bis ammoniakartig beschrieben. Vermutlich dient dieser Stoff der Anlockung von Käfern als Bestäuberinsekten. In dieser Hinsicht hat der Weißdorn eine große Bedeutung. Er dient rund 150 Insektenarten als Lebensraum sowie über 50 Arten von Schmetterlingsraupen. Zudem nisten zahlreiche Singvögel in seinem dichten Geäst. Mehr als 30 Vogelarten ernähren sich von Weißdornfrüchten. Diese werden meist als „Beeren" bezeichnet, es handelt sich jedoch um sogenannte Apfelfrüchte. Sie werden ab August reif und zeigen sich als kugelige, eiförmige oder walzenförmige rote Früchte. Ihr Fruchtfleisch ist gelb und mehlig, es schmeckt süßsäuerlich, aber oft nur schwach aromatisch.

Weißdorn dient nicht nur der Tierwelt. Auch der Mensch weiß schon seit langer Zeit um den Wert dieses Strauches. Wenn auch die Früchte für die Ernährung eher eine Nebenrolle spielen, so war das Holz wegen seiner ausgesprochenen Härte und Festigkeit als Werkstoff sehr begehrt. Besonders stark beanspruchte Gegenstände wurden gerne aus Weißdornholz gearbeitet, so etwa Stile von Schmiedewerkzeugen und Hämmern.

Bisweilen verwendete man es auch zu Schnitz- und Drechselarbeiten.

Weißdorn kann alt werden. Es sind schon rund 500-jährige Exemplare gefunden worden. Aus diesem Grund und durch seinen sehr dichten Wuchs pflanzten die Bauern schon immer gerne Weißdornsträucher in die Hecken, mit denen sie ihr Grundstück und ihre Felder begrenzten. Durch das Zusammenlegen landwirtschaftlicher Flächen verschwanden im 20. Jahrhundert viele dieser Hecken, was negative ökologische Auswirkungen hatte. So bieten Hecken Bodenschutz durch Eindämmen der Wind- und Wassererosion, liefern einen Beitrag zum Oberflächenwasserschutz, verbessern das Kleinklima und fördern eine biologische Schädlingsbekämpfung. Da Hecken als Lebensraum und Nahrungsquelle für viele Pflanzen und Tiere dienen, war das Verarmen der Heckenlandschaft mit ein Grund für den Rückgang der Artenvielfalt.

Außergewöhnlich ist die Tatsache, dass der Weißdorn über die Jahrhunderte hinweg als Heilpflanze eine eher untergeordnete Rolle spielte. Zwar berichten die antiken Autoren Dioskurides und Plinius von einer Wirkung gegen Tierbisse, doch eine ausgesprochene Heilpflanze war Weißdorn nicht. Im Mittelalter hat man Weißdorn u. a. bei Durchfall oder Gicht gebraucht; hin und wieder findet man auch Hinweise auf eine Stärkung von Herz und Kreislauf. Doch die heilkundige Hildegard von Bingen schrieb vom „Hagenboum" lapidar, dass er als Arznei nicht zu gebrauchen sei. In traditionellen Heilsystemen des Fernen Ostens und Nordamerikas findet man den Weißdorn ebenfalls beschrieben, allerdings zählte er auch dort nicht zu den wichtigen und bedeutenden Heilpflanzen.

Dies steht im krassen Widerspruch zur Anwendung der Pflanze in der heutigen Phytotherapie, der modernen Heilpflanzenkunde. Hier gehört Weißdorn zur wichtigsten Heilpflanze für die Herzgesundheit. Es gibt nur wenige andere pflanzliche Mittel, deren medizinische Wirkung wissenschaftlich so gut untersucht ist. Diese anerkannte Wirkung beruht hauptsächlich auf dem Gehalt an bestimmten Polyphenolen, Flavonoiden, oligomeren Procyanidinen (OPC) und biogenen Aminen wie Acetylcholin. Man findet sie überall in der Pflanze, vor allem aber in Blüten und Blättern. Deshalb werden heute hauptsächlich Zubereitungen aus diesen Pflanzenteilen medizinisch eingesetzt. Wie kam es dazu, dass sich das Wissen um die Heilkraft des Weißdorns speziell auf das Herz erst so spät entwickelte?

Vermutlich war der irische Arzt Thomas Green (ein Homöopath) der Erste, der eine Tinktur aus Weißdorn speziell bei Herzleiden eingesetzt hat – mit Erfolg. Das war Mitte des 19. Jahrhunderts. Green soll seine Erkenntnisse jedoch keinem breiteren Publikum bekannt gemacht haben. Jedenfalls dauerte es noch ein paar Jahrzehnte, bis konkretere Ergebnisse von Forschungen zum Weißdorn bei Herzbeschwerden veröffentlicht wurden. 1889 berichteten die US-Amerikaner Jennings und Clement im „New York Medical Journal" von den Erfolgen mit Weißdorn bei Angina pectoris. Dies war die Initialzündung für weitergehende Forschungen. Die Mehrzahl der gemachten Studien bestätigte eine Herzwirksamkeit des Weißdorns. Seit dieser Zeit zählt die Heilpflanze zu den wirksamen pflanzlichen Herztherapeutika.

Heute gilt es als wissenschaftlich erwiesen, dass Weißdorn für unterschiedliche Beschwerden im Bereich des Herzens und des Kreislaufs gut wirksam ist. Weißdorn stärkt die Kontraktionskraft des Herzmuskels und unterstützt daher die Herzleistung. Er fördert die Durchblutung im Herzgewebe und in den Herzkranzgefäßen. Unter Weißdorn sinkt der Gefäßwiderstand im Herzen und die Sauerstoffversorgung wird verbessert. Dies erklärt die Wirksamkeit von Weißdorn bei verschiedenen Krankheitsbildern und Symptomen im Bereich des Herzens. Wichtigstes Einsatzgebiet hierbei ist die Unterstützung einer nachlassenden Herzfunktion im Sinne einer beginnenden oder leichten Herzinsuffizienz, einer Herzschwäche also. Im vorgerückten Alter ist eine solche Funktionseinschränkung häufig anzutreffen und ist Teil des Alterungsprozesses, der alle Organe mehr oder weniger betrifft. Beim Herzen spricht man vom sogenannten „Altersherz". Studien haben gezeigt, dass sich bei Menschen mit nachlassender Herzfunktion die Symptome durch Weißdorn deutlich verbessern lassen, was zu einer Steigerung des Wohlbefindens und der Leistungsfähigkeit führen kann. Erfahrungen aus der naturheilkundlichen Praxis zeigen darüber hinaus Wirkungen u. a. bei Bluthochdruck, Gefäßverkalkung, psychosomatischen Herzbeschwerden, Herzrhythmusstörungen, krampfartigen Herzschmerzen, herzbedingten Wassereinlagerungen, Herzbeschwerden nach Stress oder Infektionen. Auch ist Weißdorn hilfreich in der Nachbehandlung von Herzinfarkt.

Die Tatsache, dass Weißdorn in früheren Zeiten selten als Heilpflanze in Gebrauch war, darf nicht so interpretiert werden, dass die Menschen ihn für mehr oder weniger bedeutungslos hielten. Ganz im Gegenteil: Der Weißdorn spielte in ihrem Leben eine durchaus wichtige Rolle, auch als Mittel mit heilsamen Wirkungen – wenn auch ganz anderer Art. Diese hatten mehr mit den magischen Kräften zu tun, die dem Weißdorn zugeschrieben wurden. Vielleicht hat die gläubige Klosterfrau Hildegard ja gerade deshalb einen Bogen um diese Pflanze gemacht ...

Pflanzenwesen

Um Pflanzen als heilsame Arznei zu gebrauchen, muss man über ein ausreichendes Wissen verfügen. Was den Weißdorn anbelangt, haben wir sehr viel davon. Allerdings handelt es sich in erster Linie um ein rein rationales Wissen, vor allem ein Wissen um die chemischen Wirkungen der Inhaltsstoffe und deren Effekte auf die körperlichen Funktionen des Organismus. Doch reicht das? Ist gesundes Leben ausschließlich von einer reibungslosen Arbeit der Organe und Gewebe abhängig?

Was ist das Leben überhaupt? Wieso gibt es Leben? Was ist sein Ursprung, was sein tieferes Wesen? Solche Fragen kann die rationale Wissenschaft nicht beantworten. Sie muss an der Beschreibung von Lebensvorgängen stehen bleiben, kann Leben anhand von Eigenschaften definieren, katalogisieren, systematisieren. Verstehen aber kann die Naturwissenschaft das Leben nicht. Zu viele Elemente sind mit ihm verwoben, als dass eine rein rationale Auseinandersetzung auf materialistischer Basis dem Leben gerecht werden könnte. So kann auch ein verstandesbezogenes Pflanzenwissen nicht alles erkennen, was das Wesen der Weißdornpflanze ausmacht.

Um sich dem tieferen Pflanzenwesen zu nähern, muss man nach den Geschichten suchen, die sich um die Pflanze ranken, um bildhafte Erzählungen, Sagen, Mythen und Legenden. Ihre Botschaften sind nicht so klar und unmissverständlich wie chemische Analysen und wissenschaftliche Studien. Oft sind sie im Gegenteil vieldeutig, unscharf. Aber das macht ihren Reiz aus. Sie stellen dem Wissen ein Ahnen gegenüber, ein Spüren und Fühlen von Verborgenem. Daraus erwächst schließlich ein Staunen. Und Staunen soll ja der Beginn jeder Erkenntnis sein – so die griechischen Philosophen.

Am Anfang unserer Reise zum verborgenen Pflanzenwesen des Weißdorns mag deshalb eine Geschichte stehen, in der es darum geht, wie Bilder und Mythen zur Erkenntnis von Wissen und ganzheitlicher Weisheit führen können. Sie wurde mir einst in hellen Vollmondnächten ins Herz geflüstert ...

Die beiden Herzensengel

Einst sprach der Dichter von zwei Seelen, die in unserer Brust wohnen. Aber: Haben wir alle nicht nur eine einzige Seele? Er lag durchaus richtig, wenn es sich auch nicht um zwei Seelen, sondern um zwei Engel handelt. Und ja, sie wohnen tief in unsrer Brust, dort, wo das Herz pocht und das Leben pulsiert. Klingt das nicht etwas zu versponnen? Nun, wir bewegen uns hier im Reich der rätselhaften Geschichten. Beginnen wir sie ganz von ihrem Anfang an zu erzählen:

Nach der Heiligen Schrift standen in der Mitte des Paradieses zwei Bäume: der Baum der Erkenntnis und der Baum des Lebens. Beide trugen wunderschöne Früchte. Was im Buch der Bücher nicht steht, ist eine zweite Geschichte, sozusagen eine Geschichte in der Geschichte. Weise Frauen und Männer erzählten sie über lange Zeit ihren Kindern und Enkeln, bis die Menschen sie allmählich vergaßen. Ein Traum offenbarte diese Geschichte nun in einer neuen Version, die an uns Menschen des 21. Jahrhunderts gerichtet ist. Und diese geht so:

Als Gott den Menschen schuf, lebte dieser in Frieden und Eintracht im Paradies. In den beiden Bäumen, die in der Mitte des Paradieses standen, wohnten zwei Engel. Im Baum der Erkenntnis der Engel der Zahlen und im Baum des Lebens der Engel der Bilder. Dem Engel der Zahlen gab Gott die Macht, die Welt zu erkennen und zu erforschen, sie zu bearbeiten, aus Altem Neues hervorzubringen und sie so wachsen und gedeihen zu lassen. Dem Engel der Bilder aber wurde von Gott zur Aufgabe gemacht, der Welt die Verbindung zu ihrem tieferen Ursprung zu vermitteln, sowie die Sehnsucht nach Heimat in der

Einheit von Allem zu hüten und zu schützen. Beide Engel waren fröhlich und zufrieden. Oft sangen sie Lieder zusammen, schön zweistimmig, sodass Gott es gefiel und er oft mit den Engeln mitsang. Auch dem Menschen gefiel der Gesang der Engel, und manchmal legte er sich in den Schatten der beiden Bäume, träumte und dachte nach.

Eines Tages kam die Schlange zu dem Menschen und sagte: „Du bist das größte und wunderbarste Geschöpf Gottes. Aber du bist nicht das Mächtigste. Hat Gott dich nicht nach seinem Ebenbild geschaffen? Wenn du Gottes Ebenbild bist, dann kannst du auch die Macht haben, Welten zu erschaffen. Du musst nur von den Früchten der beiden Bäume essen, die in der Mitte des Paradieses stehen, dann wirst du wie Gott werden." Die Rede der Schlange machte den Menschen unruhig. Die Aussicht, wie Gott zu werden und selbst eine Welt zu erschaffen, war verlockend. Drei Tage und drei Nächte zog er sich zurück und rang mit sich. Dann stand er auf, ging zum ersten Baum, griff in seine Zweige, pflückte eine seiner Früchte und biss in sie hinein. So aß er die ganze Frucht auf und sie war köstlich. Jener Baum aber war der Baum der Erkenntnis.

Und als der Mensch die Frucht vom Baum der Erkenntnis aß, stieg der Engel der Zahlen aus den Zweigen des Baumes herab, legte sich auf des Menschen Brust und drang tief in sein Herz ein. In diesem Augenblick entbrannte in ihm ein großes Verlangen, die Welt zu erkunden und zu erforschen. Doch im Paradies gab es nichts mehr, was erforscht werden konnte. Alles war in ruhender Ordnung und ohne Geheimnisse. Nichts gab es dort, was die neu entflammte Wissbegier des Menschen hätte reizen können. So machte sich der Mensch auf, durch das Tor des Paradieses in die Welt der Schöpfung zu treten, die ihm voller Rätsel erschien und die ihn in ihrer unendlichen Vielfalt staunen ließ. Den Baum des Lebens mit seinen Früchten vergaß der Mensch aber. Und somit aß er auch von dessen Früchten nicht.

Als er die Welt in ihrer ganzen Pracht vor sich liegen sah, sagte der Mensch zu sich selbst: „Ich will mir eine Welt erschaffen nach meinem Ebenbild und ich will Herr dieser Welt werden, so wie Gott Herr im Paradies ist." Und zum Engel der Zahlen, der nun in seinem Herzen wohnte, sagte der Mensch: „Du wirst mir stets Hilfe und Wegweiser sein. Mit dir in der Brust werde ich eine Welt erbauen, die noch größer ist als das Paradies, noch schöner und noch mächtiger." So wurde der Engel der Zahlen dem Menschen untertan. Er tat alles, worum ihn der Mensch bat und führte ihn zu jedweder Erkenntnis. Aber der Engel war alsbald traurig geworden. Er diente seinem Herrn, aber er sang nicht mehr. Denn alleine zu singen, machte den Engel unglücklich.

Der Mensch jedoch baute an seiner neuen Welt. Mithilfe des Engels der Zahlen konnte er deren Gesetze erkennen und mit ihnen Zeiten und Maße berechnen. Sie dienten ihm dazu, seine Ideen und Vorstellungen in die Tat umzusetzen. So entstand nach und nach die Welt, die wir heute kennen. Das Lebendige jedoch wurde dem Menschen immer mehr zur Last. Weil es ihm im Wege stand oder ihn bedrohte, bekämpfte er das Lebendige und schuf sich mehr und mehr eine Welt der toten, aber mächtigen Dinge, bis er schließlich dem Toten sogar eine eigene Intelligenz gab. So stand der Mensch kurz davor, vollkommen Herr über die Natur zu werden.

Eines Tages begann sich in des Menschen Welt der Horizont zu verdunkeln. Als dies der Engel der Zahlen bemerkte, erschrak er zutiefst, denn er wusste: So nähert sich der Engel des Todes. Noch in derselben Nacht verließ er das Herz des Menschen und kehrte in das Paradies zurück. Dort berichtete er Gott davon, *dass der Mensch seine selbst geschaffene Welt zerstören wird und wohl selbst sterben werde, sollte nicht Gott eingreifen und ihn retten. Gott aber sprach: „Der Mensch hat das Paradies verlassen. So ist nun der Mensch des Menschen Herr, nicht ich. Aber ich will ihm eine Chance geben. Geh zum Baum des Lebens, pflücke von ihm eine Frucht und nimm dir den Engel der Bilder mit an die Seite. Kehrt zusammen zum Menschen zurück. Sodann bietet ihm diese Frucht an. Wenn er sie nimmt und isst, so werdet ihr beide gemeinsam in sein Herz eintreten können. Dann wird das Herz des Menschen weit werden. Er wird das Zerstörerische in seinem Tun erkennen und mit eurem Rat und eurer Hilfe eine neue Welt errichten, deren Säulen das Leben und die Erkenntnis sein werden, gebaut auf Zahlen und Bildern."*

Da fragte der Engel der Bilder, der im Baum des Lebens saß: „Was aber wird sein, wenn er nicht von der Frucht meines Baumes essen will?" „Dann", antworte ihm Gott, „wird sein Herz für euch beide verschlossen bleiben. Ihr werdet ins Paradies zurückkehren und wieder in euren Bäumen leben. Das Herz des Menschen aber wird leer stehen, bis der Engel des Todes in es einzieht. Dann wird er in großer Verwirrung zugrunde gehen und mit ihm die von ihm geschaffene Welt." Als Gott gesprochen hatte, schickte er die beiden Engel zur Welt des Menschen. Der Engel der Bilder aber hatte eine Frucht vom Baum des Lebens mit sich genommen.

Und damit endet diese Version der alten Geschichte. Wie sie ausgehen wird, wissen wir nicht. Es liegt in unserer Hand. Nur dieses sei noch gesagt: Der Baum des Lebens (das wussten unsere Vorfahren) soll ein Weißdorn gewesen sein.

Mythos, Märchen und Legenden

Wenn wir von Mythen, Legenden und Sagen reden, dann befinden wir uns im Wirkbereich des Engels der Bilder aus der vorigen Geschichte. Bevor der Mensch rational zu denken begann, hat er sich Geschichten erzählt. Heute spricht man vom *Homo narrans*, vom erzählenden Menschen. Wie das Sprechen und Spielen ist das Erzählen von Geschichten eine Fähigkeit, die den Menschen ausmachen. In ihnen transportiert er mithilfe von sprachlichen Bildern Inhalte aus sozialen, psychischen und spirituellen Erfahrungen oder Bedürfnissen nach außen in die Gemeinschaft. Sie werden von anderen gehört, aufgenommen und reflektiert. Dabei kommen die Botschaften in Kontakt mit tieferen Wesensschichten des jeweiligen Menschen. In diesen Schichten trifft das Gehörte auf individuelle, aber auch kollektive und archetypische Seelenstrukturen. In der Begegnung von Geschichte und Seele entsteht dann eine psychische Resonanz. Wir können sie spüren im Ergriffenwerden während des Zuhörens, im Staunen und im Herzaufgehen. Wer schon einmal anderen Menschen Geschichten erzählt hat, der spürt es genau, wenn die „tiefere Botschaft" des Erzählten bei den Zuhörenden ankommt: Es ist ein ganz bestimmter Glanz im Auge, ein fast ehrfürchtiges Innehalten im mimischen Ausdruck, ein nicht beschreibbarer Hauch eines Lächelns. Und es ist eine eigentümliche Stille, in der man nur das Flügelschlagen des Engels der Bilder vernehmen kann ...

Auch in der Welt der heilenden Pflanzen gibt es eine Unmenge an Geschichten, Legenden, Sagen, Märchen.

Sie alle transportieren die Botschaft von einer besonderen Beziehung zwischen Mensch und entsprechender Pflanze. Solche Erzählungen reden davon, dass es zwischen der Welt der Pflanzen und jener der Menschen eine enge Verbindung gibt, eine innere Verwandtschaft, die erst ein Mitschwingen möglich macht. Dadurch bekommen Pflanzen eine eigene Wesenhaftigkeit, eine Verbindung zu menschlichen Eigenarten, zu Lebensthemen und Lebenswegen. Es gibt Pflanzen, über die nur wenig erzählt wurde und andere, die über einen reichen Schatz an überlieferten Geschichten verfügen. Der Weißdorn gehört zu jenen mit einer großen narrativen Tradition.

Weißdorn im Mythos der Römer

Im antiken Rom wurden viele Pflanzen in mythologischem Sinn verehrt, indem man sie Göttinnen und Göttern weihte. Zu ihnen gehörte auch der Weißdorn. Dieser unterstand dem Gott Janus. Janus war der „Türsteher" unter den römischen Gottheiten. In den Frühzeiten der römischen Kultur stand er im römischen Pantheon neben Jupiter ganz oben. Nicht deswegen, weil er ebenso mächtig wie dieser gewesen wäre, sondern weil nur er den Zutritt zum Himmel geben (oder auch verwehren) konnte. Nach dem Dichter Ovid war Janus Wächter des Weltalls. Seine Attribute waren der Stab und der Schlüssel. Janus war den Römern also in etwa das, was Petrus in der christlichen Legende darstellt.

Chaos habe der Gott zunächst geheißen – so der Dichter – als die vier Elemente (Feuer, Luft, Erde und Wasser) noch nicht voneinander getrennt waren. Als sich diese voneinander schieden, wurde aus Chaos Janus. Als Relikt des vermischten Urzustandes hatte Janus zwei Gesichter: Das eine schaute nach vorn, das andere nach hinten, eines in die Vergangenheit, eines in die Zukunft. Damit steht Janus für die Dualität und Polarität, aber auch die Einheit der Gegensätze. Im späteren Rom nahm die Bedeutung des Janus ab. Mit etwas derart Ambivalenten, Zwiespältigen, ja Zweischneidigen konnte man wenig anfangen. Vielleicht war Janus den Menschen auch unheimlich geworden. Man weihte ihm jedoch den ersten der Monate, den Januar, der den Übertritt vom alten ins neue Jahr versinnbildlicht, und sprach ihm Macht zu, Übergänge und Schwellen zu beherrschen, also auch Türen, Tore und Durchgänge. Mit seinen zwei Gesichtern konnte er dahin sehen, woher man kam und gleichzeitig dorthin, wohin man ging. An der Schwelle von beiden stand er, Gott Janus.

Der Weißdorn, der dem Janus geweiht war, stellte für die Römer eine Art Schwelle dar. Man wusste um das fast undurchdringliche Geflecht seiner Äste. Es bedurfte der Macht einer Gottheit, um den Durchgang zu finden – ihn gewährt oder verwehrt zu bekommen. In diesem Sinn war Weißdorn auch ein „Schwellenbaum", durch den der Durchgang in eine andere Welt möglich wurde. Im Weißdorn konnten sich die Wesen beider Welten begegnen. Er konnte aber auch den Einfluss der einen auf die andere Welt verwehren und vor einem solchen schützen, wenn er bedrohlich war.

Eine andere römische Gottheit, die mit dem Weißdorn in Verbindung steht, ist Cardea. Sie war die Göttin der Türen, Türangeln und Türgriffe – und in diesem Zusammenhang das weibliche Pendant zu Janus. Cardea sei zunächst eine schöne Nymphe gewesen, ein Naturgeist also. Ovid schreibt, dass Cardea von Janus in einer dichten Weißdornhecke verführt wurde. Da dies wohl nicht ganz freiwillig abgelaufen sein soll, schenkte ihr Janus zum Schluss einen Zweig des Strauches. Mit diesem Weißdornzweig bekam Cardea die Macht, ebenso wie Janus über Türen und Durchgänge zu wachen. Diese Macht aber war speziell: Cardea konnte das bösartige Einwirken von sogenannten Striges abwehren.

In der antiken Mythologie sind Striges vogel- oder fledermausartige Wesen aus der Unterwelt mit großen Köpfen, langen Schnäbeln und großen Krallen, die wie Eulen in der Nacht aufsteigen. Striges galten als Hexen- und Nachtvögel, die besonders Kindern nachstellten. Sie sollen sich von ihrem Blut und ihren Eingeweiden ernährt haben. Kinder, die morgens tot in ihren Betten lagen, sollten – so sagte man – „vom Strix geholt worden sein". Da Cardea diese Wesen abwehren konnte, hängte man Weißdornzweige über die Fenster und Türen der Kinderzimmer.

Ovid verbindet Cardea aber auch mit einer anderen Göttin, mit Carna, der Göttin der Gesundheit, des Herzens und der Eingeweide. Ihr opferten die alten Römer, um sich eine gute Gesundheit und starke Lebenskraft zu erbitten. In Ovids Beschreibung verschmelzen Cardea und Carna zu einer Person. Somit lässt sich die Verknüpfung des Weißdorns mit Cardea auch auf Carna übertragen. Dies darf als erster Hinweis auf die Beziehung von Weißdorn zum Herzen angesehen werden. Auch wenn es etymologisch nicht zutreffend ist, so ist die Ähnlichkeit zwischen den Worten Cardea und Kardiologie (Lehren von den Herzkrankheiten) doch interessant.

Weißdorn in den Sagen Britanniens

Der Weißdorn hatte für die Menschen schon lange vor den Römern eine besondere Bedeutung. In Sagen aus der Zeit der Germanen und Kelten ist zu erfahren, dass in Weißdornhecken Feen und Elfen wohnten. Kinder sollen ihnen kleine Stoffreste als Kleider in die Äste der Sträucher gehängt haben, um sie zu beschenken und sich wohlgesonnen zu machen. Aus dem Holz des Weißdorns fertigte man Wiegen für die Kinder und Gehstöcke für die Alten an. Nach der Edda soll Göttervater Odin die Walküre Brynhild (Brunhilde) aus Eifersucht mit dem Dorn eines Weißdorns gestochen haben, worauf sie in tiefen Schlaf fiel. Erst Sigurd (Siegfried) habe sie erwecken können, worauf sie ihn in allerlei magische Zauberrituale einweihte.

Eine besondere Verknüpfung aus nordischer, römischer und christlicher Mythologie findet sich im antiken England. Britannien wurde 43 n. Chr. römische Provinz. In der Folge vermischten sich römische und einheimische Mythologie, wodurch vor allem der Artus-Mythos und jener vom Heiligen Gral entstanden. In beiden spielt eine Figur aus dem Neuen Testament eine wichtige Rolle: Josef von Arimathäa, der den Leichnam Christi vom Kreuz abgenommen und bestattet hat. Der Legende nach soll er in hohem Alter nach Britannien gekommen sein und dort die erste christliche Kirche Europas erbaut haben. Nach der Schilderung in den Evangelien soll Josef ein reicher und angesehener Ratsherr im Hohen Rat in Jerusalem (dem Sanhedrin) gewesen sein. Im Verborgenen aber war er Anhänger von Jesus von Nazareth. Im Rahmen der Geschehnisse um Jesu Tod soll man ihn angeklagt und wegen Leichenraub in den Kerker geworfen haben. Dort erschien ihm Jesus und schenkte ihm den Kelch des letzten Abendmahls. Einer anderen Beschreibung nach soll es die Schale gewesen sein, in der Josef unter dem Kreuz das Blut Christi auffing. Die Legende berichtet weiter, dass Josef nach der Haftentlassung Jerusalem verlassen und nach Britannien gefahren sei. Nach der Ankunft dort habe er seinen Wanderstab bei Glastonbury in die Erde gesteckt, wo dann eine kleine Kirche erbaut wurde. Der Stab aber soll aus Weißdornholz gefertigt gewesen sein. Auf wundersame Weise trieb dieser Stab aus und wurde zu einem mächtigen Weißdornbusch. Man sagt, der Weißdorn stehe noch heute dort und blühe zweimal im Jahr, an Ostern und an Weihnachten.

Josef von Arimathäa habe den von Jesus geschenkten Kelch mit auf die britische Insel gebracht. Die Legende machte ihn zum Heiligen Gral, jenem wundersamen Gefäß, das ewige Lebenskraft spendet und aus aller Not und Qual erlöst. Der biblische Josef wird damit Teil eines verwobenen Sagenkreises, der sich zum Urmythos Bri-

31

tanniens formte. Zu ihm gehören der Gralsmythos, die Legende um König Artus sowie die Erzählungen rund um den sagenhaften Zauberer Merlin. Und bei Merlin findet sich dann erneut eine Verbindung zum Weißdorn.

Merlin soll der Überlieferung nach Sohn einer Nonne königlichen Geschlechts und eines Inkubus gewesen sein. Ein Inkubus ist ein Dämon, der sich mit schlafenden Frauen paart und sie unbemerkt schwängert. Dabei nährt er sich von deren Lebensenergie. Inkuben haben damit eine Verwandtschaft zu den Strigen der römischen Mythologie, die sich nachts über Kinder hermachten und sich an ihrem Blut labten. Die Umstände seiner Zeugung machen Merlin zu einer Person, die das Gute und das Böse, Licht und Dunkel, Heil und Sünde in sich vereint. Er gilt als der Archetyp des „Wilden Mannes" ebenso wie die des weisen Heilers und Propheten. Diese Vereinigung der Gegensätze verleiht Merlin übernatürliche Zauberkräfte. Mit ihrer Hilfe soll Merlin auch den sagenumwobenen Steinkreis von Stonehenge errichtet haben. Ebenso war er Erschaffer des legendären Zauberschwertes Excalibur, das er in einen Stein stieß.

Merlin wurde zum Lehrer und Berater von König Artus. Auf seine Initiative hin sollen sich dessen Ritter der Tafelrunde auf die gefährliche Suche nach dem Heiligen Gral gemacht haben. Merlin unterstützte die Ritter dabei mit seinen Zauberkräften. Im Alter soll sich Merlin in die Einsamkeit der Wälder zurückgezogen haben. Dort aber sei er auf die Wassernymphe Viviane gestoßen und habe sich in sie verliebt. Unter den Namen Niniane oder Nimue ist Viviane auch als „Königin des Wassers" oder

„Herrin vom See" bekannt. Sie soll eine wunderschöne Frau gewesen sein und wurde oft mit den Attributen Schlangenkrone, Zauberstab und Buch dargestellt. Ihr strahlend weißes Gewand sei mit Muscheln und Perlen besetzt gewesen, als Zeichen ihrer Verbindung zum Wasserelement.

Die Sage berichtet, dass Viviane von Merlin ebenfalls angetan gewesen sei – vor allem von seiner Zauberkunst. So brachte sie ihn dazu, ihr all sein geheimes Wissen zu offenbaren. Als letztes Geheimnis soll ihr Merlin verraten haben, wie man einen Menschen ohne Ketten dauerhaft an einen Ort bannen kann. Als Merlin und Viviane in Liebe umschlungen unter einem blühenden Weißdornbusch liegen und Merlin daraufhin einschläft, vollzieht sie den Zauber, indem sie den ihr offenbarten Spruch neunmal wiederholt und Merlin dabei neunmal umschreitet. Seither soll Merlin als alter Mann in ewigem Schlaf in den Weißdornhecken liegen. Von dieser Erzählung aus hat die schon länger bekannte Verknüpfung des Weißdorns mit dem Schlaf in die Welt der Märchen gefunden.

Weißdorn im Märchen

In einem Märchen der Gebrüder Grimm spielt der Weißdorn eine wichtige Rolle, obwohl er gar nicht mit Namen genannt wird: beim Dornröschen. Die Hecke, hinter der das Schloss und die schöne Prinzessin in einen hundertjährigen Schlaf fielen, soll aus Weißdorn gewesen sein. Das ergeben die Zusammenhänge mit den angesprochenen anderen Sagen und Erzählungen aus früheren Zeiten, wie der Geschichte von Ovid und Brunhilde oder von Merlin und Viviane. Auch Verbindungen zum römischen Mythos lassen sich erkennen. Hier der Märchentext zur Erinnerung noch einmal kurz zusammengefasst:

Einem lange Zeit kinderlos gebliebenen Königspaar wurde nach der Prophezeiung eines Frosches eine Tochter geboren. Zur Feier der Geburt veranstalteten König und Königin im Schloss ein großes Fest, zu dem sie nicht bloß Verwandte, Freunde und Bekannte einluden, sondern auch die weisen Frauen des Landes. Von diesen gab es dreizehn. Da im Schloss aber nur zwölf goldene Gedecke vorhanden waren, lud man die dreizehnte der weisen Frauen nicht ein. Als das Fest gefeiert wurde, beschenkten die geladenen weisen Frauen das Kind nach und nach mit Tugenden wie Glück, Schönheit und Reichtum. Kurz bevor die letzte der Frauen ihre Segenswünsche aussprechen konnte, stürmte die nicht geladene Dreizehnte in den Raum und verwünschte das Kind. Nach diesem Fluch sollte sich das Mädchen an ihrem fünfzehnten Geburtstag an einer Spindel stechen und tot umfallen. Die zwölfte Frau aber hatte ihren Wunsch noch frei und gebot, dass das Mädchen nicht sterben, sondern in einen hundertjährigen Schlaf fallen sollte.

König und Königin waren entsetzt und versuchten fortan, ihre Tochter vor jeglicher Unbill und Gefahr zu schützen. Sie befahlen, alle Spindeln im Land zu vernichten. So wuchs die Prinzessin in strenger Obhut zu einer wunderschönen und tugendsamen jungen Frau heran. Als an ihrem fünfzehnten Geburtstag aber ihre Eltern nicht im Schloss waren, beschloss sie, die sich bietenden Freiheiten zu nutzen und das weitläufige Schloss zu erkunden, vor allem jene Räume, in denen sie noch nie gewesen war. In einem alten Turm stieß sie auf eine Tür, durch die sie in ein kleines Zimmer kam, in dem eine alte Frau am Spinnrad saß. Die Prinzessin war sehr neugierig und fragte die Frau, ob sie auch einmal spinnen dürfte. Als ihr die Alte aber die Spindel in die Hand gab, stach sich das Mädchen an ihr und fiel daraufhin in einen tiefen Schlaf. Mit ihr aber das ganze Schloss, ihre Eltern, die gerade heimgekommen waren, alle Bediensteten, ja sogar die Tiere, das Feuer und der Wind.

Mit den Jahren war um das Schloss eine hohe, undurchdringliche Dornenhecke gewachsen, sodass von dem Gemäuer schließlich nichts mehr zu sehen war. Die Leute erzählten ihren Kindern die wundersame Geschichte vom verzauberten Schloss und der Prinzessin, die darin hundert Jahre schlafen müsste. Sie nannten es Dornröschen. Immer wieder kamen Königssöhne, die davon hörten, und wollten durch die Hecke ins Schloss zur Prinzessin vorbringen. Sie alle blieben aber in der Hecke hängen und starben darin. Gerade aber an dem Tag, als die einhundert Jahre vorbei sein sollten, kam wieder ein Prinz, der von der Geschichte gehört hatte. Als er sich der Hecke näherte, öffneten sich an ihr Tausende Blüten. Die Äste gingen von selbst auseinander und ließen ihn unbeschadet hindurch, und hinter ihm taten sie sich wieder als dichte Hecke zusammen.

Sodann ging er zum Schloss und durchsuchte alle Zimmer, bis er im Turm auf die Stube stieß, in der er Dornröschen schlafend vorfand. Er war von der Schönheit des Mädchens derart angetan, dass er es schließlich zärtlich küssen musste. In diesem Moment schlug die Prinzessin die Augen auf und erwachte. Mit ihr aber erwachte das ganze Schloss wieder und es wurde mit neuem Leben erfüllt. Dornröschen und ihr Prinz verliebten sich und kurz darauf wurde die Hochzeit gefeiert.

35

In der psychologischen Deutung von Dornröschen geht es meist um die Probleme des Erwachsenwerdens und speziell jene der erwachenden Sexualität. In den mythologischen Zusammenhängen treten andere Verknüpfungen in den Vordergrund. Da sticht besonders das Thema Schlaf ins Auge. Im Märchen geht es aber nicht um die regenerierende und damit positive Kraft des Schlafes, sondern um seine lähmende Wirkung auf die aktiven Lebensäußerungen: Das Leben erstarrt, friert sozusagen ein. Durch den Fluch der dreizehnten weisen Frau sollte Dornröschen eigentlich sterben. Dieser konnte von der zwölften Frau nur abgemildert werden, indem sie in einen langen, ununterbrochenen Schlaf fiel. Der „Weißdorn-Schlaf" im Märchen ist also eine Art „kleiner Tod".

Dieses Grundthema des Märchens vom Dornröschen ist wohl eine Fortschreibung alter Mythen, die in den Geschichten von Odin und Merlin noch heute durchscheinen. Bei Dornröschen und Odin ist dabei Blut mit im Spiel. Die Prinzessin sticht sich an der Spindel der bösen Frau, Brunhilde wird von Odin mit einem Dorn des Weißdorns gestochen. Jeweils fließt Blut – aber nur so viel, dass es nicht zum Verbluten kommt, sondern lediglich zu einem todesähnlichen Schlaf. Blut ist das Sinnbild für Lebenskraft und Lebenswärme schlechthin. Das Herz treibt im Blut die lebenserhaltende Energie durch den Körper. Der zentrale Unterschied zwischen dem Tod und dem todesähnlichen Schlaf ist das Herz: Im „Weißdorn-Schlaf" ist man wie tot, aber man lebt noch.

Crataegus –
Die spagyrische Essenz
aus dem Weißdorn

In der Pflanzenmedizin kennt man Weißdorn auf vielerlei Art. Traditionell ist das Trinken von Tee aus Blüten und Blättern, manchmal auch aus getrockneten Beeren. Aus diesen Pflanzenteilen gibt es auch Tinkturen und Extrakte, aus frischen Beeren auch Saft. Die moderne Phytotherapie bietet hochkonzentrierte Trockenextrakte in Tabletten- oder Kapselform an. Der Weißdorn ist in der Homöopathie gleichfalls ein wichtiges Mittel. Man gibt ihn dort als Globuli, Tropfen oder Tabletten. Wird Weißdorn offiziell als Medizin verwendet, tragen die entsprechenden Zubereitungen stets den Namen Crataegus, also die botanische Bezeichnung dieser Pflanze.

Nicht ganz so bekannt ist Weißdorn als spagyrische Essenz, obwohl die Therapieform der Spagyrik auf eine lange Tradition zurückblicken kann. Spagyrik hat einen alten alchemistischen Hintergrund und man kann sie als medizinischen Zweig der Alchemie verstehen. Ähnliche Verbindungen können wir bei einer Vielzahl menschlicher Arbeiten und Verrichtungen finden. Seien es das Kochen, das Bierbrauen oder Weinkeltern, die Rohstoff- und Energiegewinnung, das Bauen und Verarbeiten; ja selbst in Kunst und Kultur: Überall zeigen sich Prozesse, die an die überlieferte alchemistische Philosophie und Praxis erinnern. Und selbst die Lebensvorgänge im Menschen, sowie seine seelisch-geistige und spirituelle Entwicklung, erinnern an Ideen und Vorstellungen aus der Alchemie. Was aber sind diese?

Spagyrik als alchemistisches Narrativ

Die alchemistische Idee ist die treibende Kraft seit dem Beginn unseres Universums – und wäre es uns möglich, eine Zeit vor dem Urknall zu denken, dann vielleicht auch vor diesem. Sie lässt sich am besten mit dem poetischen Imperativ *„Stirb und werde!"* von Johann Wolfgang von Goethe zusammenfassen: Ohne ein pulsierendes Schwingen von Werden und Vergehen gibt es keine Entwicklung. Alles kommt und geht; und indem Altes von Neuem abgelöst wird und dieses alsbald wieder alt geworden sein und sterben wird, entsteht das, was wir Existenz nennen. Auf diesem Grundprozess baut die Alchemie auf. In ihr wird das poetische *„Stirb und werde"* zum *„Solve et coagula"*, zum Auflösen und Wiederverbinden. Im Griechischen heißt es „*spao*" und „*ageiro*", was so viel wie „*Ich trenne*" und „*ich verbinde*" bedeutet. Hiervon leitet sich dann auch der Name Spagyrik ab.

Schon vor rund 10 000 Jahren gab es die ersten Ansätze, dass Menschen aus Erzen reine Metalle zu gewinnen versuchten. Die Erkenntnisse führten von der Kupfer- zur Bronze- und schließlich zur Eisenzeit. Man löste das rohe Erz auf, läuterte und reinigte es, um es dann zu etwas Neuem, „Edleren" wieder zusammenzufügen. Nichts anderes geschieht beim Brotbacken und Kochen, beim Brauen und Keltern, beim Bauen und Weben: Etwas Bestehendes wird abgebaut, bearbeitet und daraus etwas Neues hergestellt. Paracelsus, der weise Arzt zwischen Mittelalter und Neuzeit, formulierte dies so: Gott hat dem Menschen das Erz in den Bergen geschenkt. Des Menschen Aufgabe ist es, daraus Töpfe und Pfannen herzustellen. Damit führe er Gottes Schöpfungswerk weiter. Das ist Alchemie.

Die Spagyrik tut nichts anderes, als mithilfe dieser Uridee der Schöpfung aus naturgegebenen Substanzen (seien sie pflanzlicher, tierischer oder mineralischer Art) wirkkräftige Heilmittel herzustellen. Dazu wird deren gegebene Form zerstört und das Aufgelöste durch verschiedene Prozesse geführt, die es verändern. Dieses Veränderte wird schließlich zu einer neuen Form zusammengefügt. In der Pflanzen-Spagyrik führt dies von der in der Natur gewachsenen Pflanze zum alchemistischen Heilmittel: der spagyrischen Essenz.

Wir sehen schon: Die Spagyrik erzählt eine ganz alte Geschichte. Sie ist das eigentliche Ur-Narrativ der Schöpfung, das von der Weiterentwicklung durch Werden und Vergehen berichtet. Das ist etwas ganz anderes als das Herauslösen von Inhaltsstoffen durch Wasser oder Alkohol, wie wir es von der üblichen Pflanzenheilkunde her kennen. Es ist aber auch nicht das Herausziehen einer feinstofflichen, geistartigen Kraft. Vielmehr ist es ein kreatives Neuformen einer Substanz auf einer höheren Ebene. Die spagyrische Essenz ist das Weitererzählen der Geschichte einer Pflanze. Und diese Geschichte führt – wie bei den Sagen, Legenden und Märchen – durch Phasen der Dunkelheit und Gefahr. Sie zeigt uns, wie das Loslassen von Altem und Verkrustetem geschehen kann und wie wir dann geläutert zu einer neuen Ordnung in Gesundheit finden können.

Der Weg von der Pflanze zur Essenz

Wie alle alchemistischen Prozesse ist auch jener, der zu spagyrischen Pflanzenessenzen führt, sehr komplex, zeit- und arbeitsintensiv. Er geht über mehrere Schritte von der Vergärung über die Destillation und Veraschung zur Wiedervereinigung und Filtration. In jedem von ihnen laufen chemische Prozesse ab, die das Pflanzenmaterial grundlegend ab- und umbauen, ohne das Wesen der Pflanze zu zerstören.

Dieser alchemistische Transformationsprozess beginnt schon mit dem mechanischen Zerkleinern, durch das die Pflanze ihre gewachsene Form und Struktur verliert. Für die spagyrische Crataegus-Essenz werden in der Regel Blüten, Blätter und Beeren verwendet und schonend fein zerschnitten. Der Weg führt weiter in eine Vergärung, indem kleine Mengen von Hefe und Wasser dem zerkleinerten Pflanzenmaterial zugesetzt werden. Die Hefepilze lösen eine Fermentation aus, bei der die Kohlenhydrate der Pflanze abgebaut und neue Stoffe aufgebaut werden. Zu diesem Neuen gehören z. B. Alkohole und Säuren. Dies geschieht luft- und lichtdicht abgeschlossen bei relativ niedriger Temperatur über mehrere Tage bis zu einigen Wochen. Ist der Gärprozess abgeschlossen, kommt das vergorene Pflanzengut zur Destillation. Bei dieser wird Wasserdampf durch das Substrat geführt, der alle flüchtigen Stoffe mitreißt und in einem wässrigen Destillat kondensieren lässt. Was nach dem Destillieren zurückbleibt, wird getrocknet, verbrannt und schließlich in einem speziellen Ofen verascht. Bei diesem Prozess, der sich Kalzination nennt, entsteht aus verkohltem Material reine, mineralische Asche ohne organische Rückstände. Diese Pflanzenasche wird sodann im zuvor erhaltenen Destillat gelöst. Nach mehreren Tagen wird die Lösung filtriert, womit man schließlich die fertige spagyrische Essenz erhalten hat. Diese lagert meist noch mehrere Monate. Erst nach dieser „Reifung" verlässt sie die Produktionsanlage und kann zur Anwendung kommen.

Der hier rein technisch beschriebene Prozess ist die pharmazeutisch-handwerkliche Umsetzung des alchemistischen Narratives, das uns in alten Mythen und Märchen immer wieder begegnet und das der Dichter im ewigen *Stirb und werde* erkannt und beschrieben hat.

Die Spagyrik stellt nun eine Analogie her zwischen diesem spagyrischen Herstellungsprozess und den Lebensprozessen im Menschen, wenn dieser erkrankt oder sich in einer Lebenskrise befindet. Dazu übernimmt die Pflanze für den Menschen eine Stellvertreterfunktion; sie wird zu dessen Repräsentanten und der spagyrische Prozess zum Symbol für den Weg, der durch eine Krise zu einer neuen, gesunden Ordnung führt. Diese aber ist keine Restauration des alten Zustandes, sie ist die Kreation einer neuen, weiterentwickelten Struktur auf höherer Ebene.

Die Erzählungen und ihre Symbole

Wenn wir diese Überlegungen als Grundlage nehmen, dann treffen wir bei der spagyrischen Crataegus-Essenz auf eine Weitererzählung der Weißdorngeschichte, die uns in den überlieferten Mythen, Sagen und Märchen begegnet ist. Diese Geschichte bildet somit den Mutterboden für das Verständnis der ganzheitlichen Heilwirkung dieser Pflanze. Die Crataegus-Essenz wird immer dann in heilsame Resonanz zu einem Menschen treten können, wenn dessen Lebens- und Leidensgeschichte eine Verbindung zur überlieferten Weißdorngeschichte hat. Diese aber umfasst viele Facetten. Entsprechend wird auch das „narrative Wirkprofil" der spagyrischen Crataegus-Essenz unterschiedlichste Aspekte haben. Setzen wir die Symbole der überlieferten Erzählungen rund um den Weißdorn miteinander in Beziehung, dann lassen sich für die speziell alchemistische Wirkung der Crataegus-Essenz bestimmte Themen erkennen.

Symbol Hecke

Weißdorn ist eine typische Heckenpflanze. Indem die einzelnen Sträucher eng zusammenstehen, bilden ihre sperrigen, dornigen Äste eine schwer zu überwindende Grenze. Die Menschen in früheren Jahrhunderten schützten ihre Städte durch einen Mauerring und ihre Äcker durch dichte Hecken. So konnte potenziell Gefährliches am Eindringen gehindert werden. Symbolisch steht die Hecke also für Schutz vor Gefahr – aber auch für Abschottung. Dieses Thema der Hecken-Symbolik ist sehr ambivalent: Ohne Schutz droht das Eigene den Angriffen von Fremdem wehrlos ausgeliefert – durch zu viel Abgrenzung droht ein Zurückziehen und Verbarrikadieren. Dann wird grundsätzlich allem, was außerhalb des Eigenen ist, ein Bedrohungscharakter zugeschrieben. Durch die weltweiten Flüchtlingsbewegungen ist dieses Thema in den vergangenen Jahren besonders aktuell geworden. Politisch und gesellschaftlich stellt sich die Frage, wie viel Grenzziehung notwendig und wie viel Öffnung möglich ist, um ein stabiles und doch offenes Gemeinwesen zu gewährleisten. Diese Frage führt zum nächsten Crataegus-Symbol, jenem der Tür.

Symbol Tür

In den Mythen und Geschichten, die sich um den Weißdorn ranken, spielen immer wieder Türen eine wichtige Rolle. Türen sind Durchgänge. Durch sie kann man von innen nach außen treten und umgekehrt. Auch Tore und Fenster haben diese Bedeutung. In einem vollkommen tür- und fensterlosen Raum kann man nicht überleben. Durchgänge und Öffnungen sind somit lebensnotwendig. Andererseits: Wenn alles sperrangelweit aufsteht, ist keine Stabilität möglich. Somit gehört das Symbol der Tür mit zum Symbol der Hecke dazu. Beide drehen sich um ein gemeinsames Thema. In diesem geht es um das Schützen des Eigenen und das Öffnen zum Ganzen hin.

Türen und Durchgänge sind sensible Stellen. Sie sind notwendig, stellen aber auch Schwachstellen dar. Deshalb müssen sie besonders geschützt werden, z. B. durch Riegel und Schlösser. Diesem rein mechanischen Schutz stellten die Menschen früherer Jahrhunderte oft auch einen „magischen Schutz" zur Seite: Sie hängten über diese Durchgänge Büschel aus Pflanzen, denen man dämonenabwehrende Wirkung nachsagte. Eine wichtige dieser Pflanzen war der Weißdorn.

Symbol „Lebenspforte"

Das Symbol der Tür finden wir auch im Leben selbst wieder. Das Leben hat seine Übergänge. Besonders sein Anfang und sein Ende sind solche – zumindest wenn man die menschliche Seele als zeit- und raumlos ansieht und davon ausgeht, dass sie nur für den befristeten Zeitraum des Lebens in der physischen Welt beheimatet ist. Sie kommt irgendwo her und geht schließlich irgendwo hin. Geburt und Tod werden somit zu Übergängen, die man „Lebenspforten" nennen kann. Durch sie geht die Seele von einer Dimension in eine andere.

Weißdorn hat eine auffallende Verbindung zu diesen Pforten, durch die das Leben kommt und geht. Sie bezieht sich weniger auf das Geborenwerden und Sterben selbst als vielmehr auf die Lebensphasen, die diesen Eckpunkten am nächsten sind: die Kindheit und das Alter. In den Geschichten, die vom Weißdorn handeln, finden wir diese Beziehung immer wieder: Babys liegen in Wiegen aus Weißdornholz, Kinder schützt die Pflanze vor Einflüssen des Bösen, Kinder schmücken Weißdornhecken mit Stoffen und Dornröschen wird als Neugeborenes von der bösen Fee verwünscht. Andererseits ist Weißdorn eine Pflanze, die ein für einen Strauch sehr hohes Alter erreichen kann. Für alte Menschen wurden Gehstöcke aus Weißdornholz gefertigt. Auch der Wanderstab des greisen Josef von Arimathäa soll ein solcher gewesen sein. Merlin fiel als alter Mann unter einem Weißdorn in einen immerwährenden Schlaf – und die moderne Pflanzenheilkunde erkannte, dass Weißdorn das beste Mittel gegen ein alterndes Herz und seine Beschwerden ist.

Symbol Naturgeister

Mythologisch steht Weißdorn mit einem bestimmten bösen Geistwesen in Verbindung: dem Strix, dem Nachtgeist, der die Kinder im Schlaf töten kann. Ein Weißdornzweig soll vor diesem Wesen schützen. Deshalb wurde ein solcher besonders über die Fenster und Türen der Kinderzimmer gehängt. In diesem Zusammenhang ist es gut, sich daran zu erinnern, dass Weißdorn die Wohnstätte guter Naturgeister sein soll, vor allem von Elfen. Es heißt, diese seien dem Menschen wohlgesonnen und könnten ihn vor Bösem schützen.

Solche Naturgeister gehören einer anderen Realität an und sind mit den gewöhnlichen Sinnen nicht erkennbar. Ob es sie, so wie wir sie uns vorstellen, wirklich gibt, ist gar nicht die zentrale Frage. Es geht darum, dass die Welt nicht nur aus einer Ebene besteht, sie nicht nur auf das rein Materielle reduziert werden kann. In der Symbolik der Naturgeister zeigen sich uns zwei Botschaften: zum einen stehen sie für die Existenz einer anderen, geistartigen Dimension, zum anderen zeigen sie uns, dass es zwischen diesen Ebenen eine Wechselwirkung, einen Austausch, gibt. Hier verbinden sich dann die Symbole der Hecke und der Tür mit der Symbolik der Naturgeister: Sie kommen aus einer nichtmateriellen Dimension, die von der materiellen Welt, in der wir leben, getrennt ist. Dennoch wirken sie in diese stoffliche Ebene ein – wenn wir uns auf sie einlassen. Elfen leben in der Weißdornhecke, die das eine vom anderen trennt. Sie machen diese Grenze durchlässig. Sie sind die Türen, Fenster und Tore, durch die die eine Seite mit der anderen kommunizieren kann und durch die ein Wechsel in eine andere Ebene der Existenz möglich wird. Das kann einerseits Gefahr (Strix), andererseits aber auch Hilfe bedeuten (Elfen).

Symbol Schlaf

Es ist auffallend: In den Geschichten rund um den Weißdorn findet sich häufig eine Verbindung zum Schlaf:

Kinder werden im Schlaf von dem Nachtvogel Strix heimgesucht, Merlin fällt unter einem Weißdorn in einen immerwährenden Schlaf und Dornröschen schläft einhundert Jahre hinter einer Weißdornhecke, ehe der Prinz sie finden und heiraten kann. Es ist oft zu hören, der Schlaf sei des Todes Bruder. In der griechischen Mythologie waren Hypnos, der Gott des Schlafes und Thanatos, der Gott des Todes, ein Bruderpaar. Schlaf und Tod ähneln sich in gewisser Weise, sind aber dennoch grundverschieden. Den Unterschied macht das Leben aus. Tod und Leben sind das zentrale Gegensatzpaar. Der Schlaf ist es, in dem sich diese beiden Ebenen begegnen.

Wieder treffen wir also auf die Symbolik, die uns schon bei Hecke, Tür, Lebenspforten und den Naturgeistern begegnete: die Grenze zwischen Gegensätzen und polaren Ebenen sowie deren Verbindung und Wechselwirkung. In diesem Sinne ist der Schlaf eine existenzielle Grenzerfahrung, ohne die wir gar nicht existieren können. Er ist eine Begegnung zweier Welten, der realen und der irrealen, der diesseitigen und der jenseitigen. Schlaf ist wie das Wohnen der Elfen in der Hecke und wie das Verweilen im Durchgang oder das Stehen am Fenster. Von dieser Begegnung beider Welten während des Schlafes erzählen wir uns in den Träumen der Nacht. Und indem wir uns Mythen, Geschichten und Märchen erzählen, träumen wir im Wachen. Somit verbinden Mythen und Träume unterschiedliche Welten und berichten von einer Ganzheit, die man nur im Dazwischen erfahren kann.

Das kranke Herz und die Crataegus-Essenz

Da dem spagyrische Herstellungsweg selbst eine Erzählung zugrunde liegt, wird die Symbolik der Mythen, Geschichten und Märchen für das Wirkbild der spagyrischen Crataegus-Essenz besonders wichtig. Damit geht die Wirkung dieser Essenz weit über die traditionellen Einsatzgebiete des Weißdorns hinaus. Die spagyrische Essenz verknüpft die bekannten Wirkungen aus Pflanzenheilkunde und Homöopathie mit dem narrativen Hintergrund dieser Pflanze.

Wir sagten es bereits mehrmals: Weißdorn ist in der Pflanzenheilkunde eines der wichtigsten Mittel zur Behandlung von Beschwerden des Herzens. Das mechanistisch-materialistische Weltbild, das das Denken und Handeln unserer modernen Zeit prägt, sieht im Herzen primär eine Pumpe: Es stößt Blut in den Organismus und versorgt damit alle Zellen mit Sauerstoff und Nährstoffen. Diese Auffassung ist nicht verkehrt, bezieht sich aber nur auf die rein physische Aufgabe dieses Organs als Motor des Blutkreislaufs. Betrachten wir das Herz in einer erweiterten Sicht, so zeigt sich uns ein ganzheitliches Bild. Dazu verknüpfen wir das physische Organ Herz und seine Funktionen mit der narrativen Symbolik des Weißdorns.

Die körperliche Ebene

Aus einer übergreifenden Sichtweise heraus gesehen steht auf der körperlichen Ebene die Dynamik des Herzens im Vordergrund. Wir sehen, wie es Blut in den Körper pumpt. Daher glauben wir, das Herz gehöre einseitig nur zum aktiven Pol und verkörpere ausschließlich das männliche Prinzip. Dabei vergisst man, dass die Dynamik des Herzens eine Einheit ist aus aktiven und passiven Anteilen: Einerseits pumpt es Blut in die Peripherie, andererseits sammelt es das Blut aus dem ganzen Körper und nimmt es in sich auf. Damit verbindet das Herz den aktiven, arteriellen Anteil des Blutgefäßsystems mit dessen passiven, venösen Bereichen. Wenn wir Herz und Kreislauf als Einheit betrachten, dann erkennen wir zwei Grenzbereiche, in denen sich die Pole verbinden: einmal das Herz im Zentrum, zum anderen das Kapillarsystem in der Peripherie.

Das Herz ist also janusköpfig: Wie der Gott Janus blickt es in zwei gegensätzliche Richtungen: Es stößt Blut durch eine starke Muskelkontraktion der Kammern in den Körper und die Lungen, sammelt aber gleichzeitig durch ein Weiten der Vorhöfe Blut, das aus der Peripherie zurück zum Zentrum kommt. Im Herzen kommen diese Gegensätze zusammen, aber sie verbinden sich nicht. Die Grenze muss unbedingt gewahrt bleiben, ansonsten würde die Herzarbeit gestört. Hier zeigt sich die Symbolik der Hecke, die beim Weißdorn so dicht sein kann, dass kein Durchkommen möglich ist.

Es gibt Herzkrankheiten, bei denen diese Hecken-Symbolik deutlich hervortritt. Vor allem sind es bestimmte Herzfehler, die mit einer Durchlässigkeit der linken und rechten Kammern oder Vorhöfe einhergehen. Es entsteht ein unnatürliches Loch (Tür-Symbolik), durch das Blut aus dem venösen in den arteriellen Bereich gelangen kann und umgekehrt (sogenannter kardialer Shunt). Dies betrifft hauptsächlich Kinder (Lebenspforten-Symbolik). Daraus ergeben sich direkt die möglichen Einsatzgebiete der spagyrischen Crataegus-Essenz – natürlich nur als Therapiebegleitung:

- angeborene Herzfehler
- Septumsdefekte von Kammern und Vorhöfen
- offener Ductus botalli

Nun hat das Herz aber auch ganz natürliche Durchgänge, die sich im richtigen Moment öffnen und wieder schließen: die Herzklappen. Während sich in den Herzscheidewänden die grenzziehende Kraft der Hecken-Symbolik zeigt, erkennen wir in den Klappen die Tür-Symbolik in ihrer wohl unmittelbarsten Form. Weißdorn wird also auch für Probleme mit den Herzklappen zu einer wichtigen spagyrische Essenz. Dabei spielt es keine Rolle, ob sich die Klappen nicht mehr richtig schließen können (also insuffizient sind) oder sich verengt (stenosiert) haben.

Im homöopathischen Arzneimittelbild von Crataegus zeigen sich deutliche Hinweise, die für die Wirkung von Weißdorn auf Krankheiten der Herzklappen sprechen. Sie lassen sich auch auf die spagyrische Crataegus-Essenz übertragen. Die entsprechenden Einsatzgebiete sind somit:

Herzklappenerkrankungen jeder Art mit folgenden Beschwerden:

- Herzmuskelschwäche (Insuffizienz)
- Herzkrampf (Angina pectoris)
- Atemnot
- verminderte Leistungsfähigkeit
- Schwindel, Ohnmacht
- Herzklopfen (Tachykardie)
- unregelmäßiger Herzschlag (Arrhythmie)
- nächtlicher Husten („Herzhusten")
- Blaufärbung von Finger- und Zehennägeln (Zyanose)
- Wassereinlagerungen (Ödeme)

Weitere Beschwerdebilder, die für die spagyrische Crataegus-Essenz sprechen, sind:

- Allgemeine Herzbeschwerden alter Menschen (Lebenspforten-Symbolik)
- Schlafstörungen bei Herzerkrankungen (Schlaf-Symbolik)
- Herzbeschwerden bei und nach Infektionskrankheiten (Hecken-Symbolik in Bezug auf Grenzziehung gegenüber Erregern)
- Herzmuskelentzündung und deren Folgen
- Arterienverkalkung mit Bluthochdruck
- Verkalkung der Herzkranzgefäße
- Herzvergrößerung

Die psychosomatische Ebene

Einige dieser Weißdorn-Symptome haben einen psychosomatischen Bezug, der entsprechend der narrativen

Symbolik gedeutet werden kann. Das Herz ist an sich ein psychosomatisch empfindliches Organ und kann bei entsprechenden Störungen und Einflüssen mit krankhaften Symptomen reagieren. Solche psychosomatischen Beschwerden können wir ebenfalls im Licht der Symbolik in den alten Weißdorngeschichten deuten. Greifen wir einige davon heraus.

Das zu große Herz

Ein pathologisch vergrößertes Herz (fachlich: Kardiomegalie) kann sich als Folge bestimmter Herzkrankheiten entwickeln, u. a. durch Herzklappenerkrankungen. Psychosomatisch kann das mehrere Bedeutungen haben.

Sich alles zu Herzen nehmen

Wenn wir meinen, jemand habe ein großes Herz, dann soll das aussagen, dass es sich um einen selbstlosen, empathischen und stets hilfsbereiten Menschen handelt. Großherzigkeit, aber auch Warmherzigkeit und Barmherzigkeit gehören zu seinen zentralen Wesensmerkmalen. Ein solcher Charakterzug kann schwerlich als krankhaft angesehen werden. Möchten wir die organische Herzvergrößerung auf die seelisch-geistige Ebene projizieren, dann müssen wir uns die Frage stellen, ob man wesensmäßig ein zu großes Herz haben kann, das einem Probleme bereitet. So etwas gibt es in der Tat. Wenn wir jemanden sagen hören: *„Du nimmst dir alles zu sehr zu Herzen"*, dann denken wir an einen Menschen, der emotional überempfindlich ist und das Leid anderer so nahe an sich heranlässt, dass er dessen Gefühle als die eigenen wahrnimmt. Dann geht es ihm also letztlich ebenso schlecht wie dem anderen. Ein derart zu großes Herz haben bedeutet ein Mitleiden mit dem Gegenüber, das diesem aber in der Regel wenig hilft. Eine solche Mitleidigkeit bleibt im Emotionalen hängen und es fehlt ihr an distanzierter Reflexion, um konkrete Handlungsschritte zu erkennen, die das Leid wenden könnten.

Wie kommt es zu solch einem psychopathologisch „vergrößerten Herzen?" Sich zu viel zu Herzen zu nehmen bedeutet, dass jemand ausgesprochen rasch und tief mit dem Leid anderer mitschwingt, es an sich heranlässt und es unvermittelt „zu Herzen geht." Das aber ist die Symbolik von Hecke und Tür aus den alten Weißdornerzählungen. Jenen Menschen mangelt es an der nötigen Grenzziehung. Sie lassen Emotionen anderer ungehindert in ihre eigene Psyche („ins Herz") eindringen. Ihre Hecke ist nicht dicht, die Türen und Tore stehen weit offen. Es gibt keine Kontrolle, ob man das, was eindringt, richtig verarbeiten kann und es einem guttut. Entsprechend der Lebenspforten-Symbolik und der Naturgeister-Symbolik kann sich die übertriebene Sorge oft um Kinder drehen im Sinne: „Überall lauert der Strix!"

Ziel kann es nun aber nicht sein, die „Schotten dichtzumachen", sondern zu lernen, die Durchlässe sinnvoll zu gebrauchen und das draußen zu lassen, was einen selbst belastet. Und das, ohne dass der eigene großherzige Charakterzug darunter leidet. Hierbei kann die spagyrische Essenz aus dem Weißdorn helfen.

Wichtige Einsatzgebiete für die spagyrische Crataegus-Essenz sind entsprechend:

- altruistische Hoch- und Hypersensibilität
- pathologisches Mitleiden mit anderen
- ängstliche Sorge um andere, hauptsächlich Kinder

Helfersyndrom

Der krankhafte Befund eines zu großen Herzens erlaubt in der symbolischen Deutung noch eine weitere Interpretation: Das beständige Offensein den Bedürfnissen und dem Leid anderer gegenüber, kann dazu führen, dass man unkontrolliert von sich selbst abgibt. Dann steht das Herz auch in die andere Richtung sperrangelweit offen. Diese Reaktion ist an der Redensart „Sein letztes Hemd hergeben" erkennbar. Obwohl dieses geflügelte Wort in vielen Fällen eher positiv verwendet wird (z. B. als Ausdruck einer besonders ausgeprägten Nächstenliebe), kann dieses Verhalten für den jeweiligen Menschen durchaus negative Folgen haben. Wer wirklich sein letztes Hemd hergibt, der muss nicht nur frieren, er geht die Gefahr ein, selbst zu erfrieren. Eine solche Eigenschaft findet sich beim sogenannten Helfersyndrom.

Beim Helfersyndrom nehmen Fürsorge und Hilfe krankhafte Züge an, die bis zur Selbstschädigung führen können. Die übersteigerte Empathie führt zu bisweilen grenzüberschreitender Fürsorglichkeit, die vom Hilfsbedürftigen manchmal aber als übergriffig empfunden wird. Die Hintergründe sind vielschichtig: Sie reichen von Angststörungen, einem schwachen Selbstwertgefühl oder dem gesteigerten Verlangen nach Anerkennung und Zuneigung, das bis hin zur Selbstaufopferung gehen kann. Im Symbol gesprochen heißt das, dass die Hecke und die Durchgänge unbewusst offen gehalten werden, um durch ein übersteigertes, fast krankhaftes altruistisches Verhalten den persönlichen Selbstwert zu steigern.

Eine übertriebene Hilfsbereitschaft muss sich nicht immer in dieser ausgeprägten Form zeigen. Vielfach liegt ihr einfach eine zu große Ängstlichkeit zugrunde. Das gilt beispielsweise für Eltern, die ihr Kind übermäßig kontrollieren und vor jeder potenziellen Gefahr schützen wollen, nur aus der Angst heraus, es könnte ihm etwas zustoßen. Man hat für diese Eigenart den Begriff der „Helikopter-Eltern" geprägt. Diese Verknüpfung zum Kind passt auch hier wiederum gut zur Weißdorn-Symbolik.

Deshalb eignet sich die spagyrische Crataegus-Essenz besonders für:

- übertriebene Hilfsbereitschaft
- Helfersyndrom
- Helikopter-Eltern

Das zu enge Herz

Neben dem vergrößerten Herzen zählen Verhärtungen im Herz- und Gefäßbereich zu den medizinischen Indikationen von Weißdorn. Man spricht von Arteriosklerose oder Verkalkung. Am Herzen können davon in erster Linie die Herzkranzgefäße und die Herzklappen befallen sein. Symbolsprachlich wird hier die Hecke noch dichter gemacht und die Durchgänge fast gar zugemauert. Nun ist ein Austausch zwischen den beiden Seiten extrem erschwert oder gar nicht mehr möglich. Übertragen wir das auf die seelisch-geistige Ebene:

Der Zugang zu allem, was außerhalb der eigenen Welt existiert, ist behindert. Da der Ort, an dem das geschieht, das Herz ist, werden es in erster Linie die Emotionen des Mitgefühls und des Einfühlungsvermögens (also der Empathie) sein, zu denen man keine Verbindung hat. Dieser Zustand entwickelt sich meist über verschiedene Phasen. Zunächst besteht die Tendenz, eine Engherzigkeit zu entwickeln. Diese Menschen neigen dazu, kleinlich, pedantisch, engstirnig, knausrig und geizig zu sein. Das, was einen empathischen Menschen ausmacht, hat kaum Entwicklungsmöglichkeiten. Das Denken, Fühlen und Handeln dreht sich eher um die eigene Person und ihre Bedürfnisse. Die Engherzigkeit kann dann in die Hartherzigkeit übergehen. Die genannten Eigenschaften verfestigen sich, werden mehr und mehr zu den Grundwesenszügen des Betroffenen. Das Herz wird hart und es zeigt sich eine Abwehr und ein Widerstand dagegen, die Bedürfnisse anderer wahrzunehmen. Mehr und mehr macht sich Egoismus breit, nach dem Motto: Ich zuerst! Schließlich entwickelt sich die Kaltherzigkeit, bei der das Mitfühlen mit anderen erloschen ist. Gleichzeitig wird das Handeln von dieser Gefühlslosigkeit beherrscht. Das Verhalten wird anderen gegenüber dominant und antisozial. Schließlich hat man keine Hemmungen mehr, „über Leichen zu gehen." Das kann letztlich in einen Zustand absoluter Herzlosigkeit münden. Dies alles erinnert an Wilhelm Hauffs Märchen „Das kalte Herz", in welchem ein böser Geist den Köhler Peter Munk mit Geld und allerlei weltlichen Wohltaten überschüttet, für den Preis, sein Herz gegen eines aus Stein auszutauschen.

Diese Verbindungen machen die spagyrische Crataegus-Essenz zu einem geeigneten Hilfsmittel, um Menschen, die in dieser Richtung veranlagt sind, zu unterstützen, nicht in diese Abwärtsspirale zu gelangen, z. B.

- Menschen mit starker Ich-Betonung
- Menschen mit wenig Interesse am Wohlergehen anderer
- Menschen mit unterentwickelter Empathiefähigkeit

Das schlaflose Herz

Zur Crataegus-Symptomatik gehören Schlafstörungen bei Herzerkrankungen und bei herzkranken Menschen. Wir wissen: Das Herz ist das wichtigste Organ der Wirksamkeit von Weißdorn auf der physischen Ebene. Der Schlaf wiederum ist ein bedeutendes Thema in den Weißdorn-Erzählungen. Hierdurch ergibt sich eine enge

57

Beziehung beider Ebenen. Diese findet ihre Bestätigung in der Symptomatik von Schlafstörungen, die in Verbindung mit Herzerkrankungen auftreten. Sie wurden bei der homöopathischen Arzneiprüfung des Weißdorns aufgedeckt. Dabei leiden die Betroffenen entweder an einer Schlaflosigkeit oder sie werden durch Herzbeschwerden aus dem Schlaf gerissen. Zur Deutung können wir die Symbolik des Schlafes mit jener des Herzens verknüpfen:

Wir haben gesehen, dass der Schlaf eine Grenzerfahrung ist. In ihm begegnen sich Leben und Tod. Ohne regelmäßigen Schlaf können wir nicht existieren. Wir müssen uns dieser Grenzerfahrung stellen, ob wir wollen oder nicht. Auch wenn wir es meist nicht bewusst so empfinden: Sich abends ins Bett zu legen und die Augen zu schließen, verlangt Vertrauen. Niemand kann uns garantieren, dass wir morgens wieder aufwachen werden. Immer wieder hören wir von Menschen, die im Schlaf gestorben sind.

Bei Herzkranken ist diese latente Angst verständlich. Schließlich stellen Herz-Kreislauf-Erkrankungen die häufigste Todesursache dar. Nachts mit Herzbeschwerden aufzuwachen macht aber auch Menschen Angst, deren Herz scheinbar gesund ist. Leiden herzkranke Menschen an Schlaflosigkeit (unabhängig von akuten Herzsymptomen), dann kann eine unterschwellige Todesangst dahinterstecken. Das Nicht-schlafen-Können ist eigentlich ein Nicht-schlafen-Wollen aus Angst. Dies kann als ein Hinweis auf einen tiefgreifenden und grundlegenden Mangel an Urvertrauen interpretiert werden.

Entsprechend dieser Symbolverknüpfung kann die spagyrische Crataegus-Essenz über das Herz-Thema hinaus
eine Hilfe bieten bei

- Angst vor Gefahr und Bedrohung
- Angst vor dem Tod
- Angst vor Kontrollverlust
- Mangel an Urvertrauen mit Ängstlichkeit

Das verschlafene Leben

Für Schlaf und Herz findet sich noch eine andere Verknüpfung, wenn man die Symbolik des Herzens weiter
fasst. Das Herz steht nicht nur für Empfindungen wie
Liebe, Zuneigung und Empathie. Es lässt sich ganz
grundsätzlich mit der Vitalität und dem Leben selbst in
Verbindung bringen. Das Leben ist zentral auf die Arbeit
des Herzens angewiesen. Wir leben, solange unser Herz
schlägt. In dieser Hinsicht gedeutet, bekommt die Beziehung zwischen Herz und Schlaf eine erweiterte Bedeutung. Dann geht es darum, wie das Leben selbst mit
dem Schlaf verbunden sein kann.

Da Leben und Tod Gegenpole sind, der Schlaf aber eine
gewisse Verwandtschaft mit dem Tod hat, können wir
die Polarität auch auf Leben und Schlaf übertragen. Wir
müssen uns immer wieder klar darüber sein, dass Gegensätze nicht nur negativ zu werten sind. Das Wesen
der Polarität hält das ganze Universum zusammen. Phy-
sikalische Gesetze basieren auf ihnen. Ohne sie keine
Elektrizität, kein Magnetismus. Pole müssen miteinander

in Beziehung treten, um etwas in Bewegung zu setzen. Das geht aber nur, wenn sie konsequent darauf achten, beim Sich-Begegnen die nötige Distanz zu wahren. Ansonsten droht Kurzschluss und Chaos. Das chinesische Yin-Yang-Symbol zeigt das klar auf: Hier weisen Schwarz und Weiß auf die beiden Pole der Existenz hin. Sie stehen sich aber nicht statisch gegenüber, sondern dynamisch. Ihre Beziehung ist ein Tanz. Dieser wird nur möglich, indem in jedem Pol abgekapselt der Same des Gegenpols ruht. Werden aber die Gegensätze aufgehoben, indem beide Seiten vermischt werden, kommt es zum Stillstand. Dann gibt es auch kein Schwarz und kein Weiß mehr, sondern nur noch eine einzige graue Realität.

Wir können den kleinen Anteil Schwarz im großen weißen Pol als den Samen des Todes im Leben betrachten – und das ist der Schlaf. Obwohl er den Gegenpol zum Leben darstellt, ist ohne ihn Leben gar nicht möglich. Lösen wir jedoch die Trennung zwischen den weißen und schwarzen Anteilen auf, dann vermischen sich Leben und Tod – und wir verschlafen unser Leben in einem einzigen form- und farblosen Grau.

Im Märchen vom Dornröschen konnte die letzte Fee den Fluch, der die Prinzessin das Leben gekostet hätte, abwenden. Der Preis dafür war ein hundertjähriger Schlaf hinter einer dichten, undurchdringlichen Weißdornhecke. Das Leben ging zwar weiter, aber Dornröschen war kein Teil mehr von ihm, konnte es nicht aktiv gestalten. Dies verweist auf den Zustand eines verschlafenen Lebens, einer Art Lähmung vitaler Lebenskräfte. Solchen Menschen fehlt es an Energie, Orientierung und Durchsetzungsfähigkeit. Sie lassen sich vom Strom des Lebens mitreißen, anstatt selbst zu schwimmen.

Gründe für solch ein Verhalten kann es verschiedene geben. Immer ist jedoch ein ausgeprägter Mangel an Selbstvertrauen anzutreffen. Die Betroffenen trauen sich nichts zu und werden von Versagensängsten getrieben. Sie unternehmen nichts, aus Furcht vor Zurückweisung oder dem Scheitern. Lieber ziehen sie sich in ihre eigene Höhle zurück (die auch ein virtuelles Traumschloss sein kann), als dass sie sich dem realen Leben mit seinen Anforderungen und potenziellen Gefahren aussetzen. Als Ursachen kommen dabei u. a. traumatische Erlebnisse in der Kindheit infrage.

Mit der spagyrischen Crataegus-Essenz bietet sich uns eine Hilfe für die entsprechenden Probleme an:

- Angst vor der Welt
- Angst vor dem Scheitern
- soziale Phobie
- Ängstlich-vermeidende Persönlichkeitsstörung
- Rückzug von der Welt
- Antriebs- und Mutlosigkeit
- Passivität und Lethargie
- Handlungsblockade

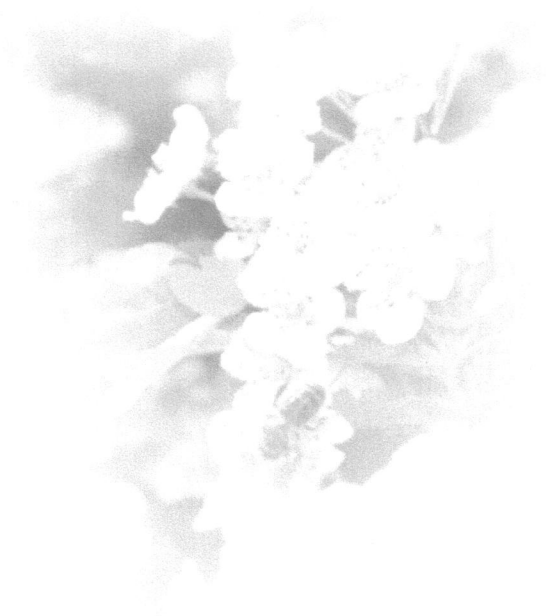

Kreatives Rezeptieren

Das Arbeiten mit spagyrischen Pflanzen- und Mineralessenzen bietet einen entscheidenden Vorteil: Aus den einzelnen Essenzen lassen sich beliebige Kombinationen erstellen, die, je nach Beschwerden und Problemen, ganz individuell zusammengesetzt sind. So entstehen personalisierte spagyrische Produkte, die auf jeden einzelnen Menschen zugeschnitten sind. Die Herstellung solcher Mischungen übernehmen Apotheken (in der Schweiz auch Drogerien), die sich auf spagyrische Mischungen spezialisiert haben. Dort bekommt man jede gewünschte persönliche Rezeptur.

Das Arbeiten mit Rezepturvorlagen

Grundsätzlich ist es möglich, spagyrische Mischungen rein intuitiv zusammenzustellen. Das verlangt jedoch ein gutes Wissen über die Wirksamkeit der einzelnen Essenzen und eine entsprechende Erfahrung beim Kombinieren. Meist verwendet man Vorlagen, die im Einzelfall individuell abgeändert oder ergänzt werden können. In der Regel haben diese Vorlagen eine fixe Grundkomponente oder eine vorgegebene Grundessenz, die unverändert bleiben (fixer Rezepturanteil). Wenn eine oder mehrere Essenzen nicht vorgegeben sind, sondern von Fall zu Fall besonders ausgewählt werden, spricht man vom variablen Rezepturanteil.

Rezepturvorlagen mit Crataegus

Im Folgenden werden verschiedene Rezepturvorlagen vorgestellt, bei denen immer Weißdorn die spagyrische Grundessenz bildet. Crataegus ist also immer das Hauptmittel und ein fixer Rezepturanteil. Solche Vorlagen gibt es für viele der zuvor beschriebenen Beschwerden körperlicher oder seelisch-geistiger Art, bei denen Crataegus ein zentrales Mittel in der spagyrischen Behandlung ist. Ergänzt wird die Weißdorn-Essenz mit spagyrischen Pflanzen- und Mineralessenzen, die zur jeweiligen Indikation passen und die Weißdornwirkung abrunden und erweitern. Auch sie sind gleichbleibend und gehören zum fixen Rezepturanteil. Den variablen Anteil bildet immer eine speziell ausgewählte Essenz aus der sogenannten SPABIONIK-Reihe der Spagyrik. Mit dieser kann die konstitutionelle Ebene über die Elementenlehre beeinflusst bzw. moduliert werden (s. u.).

Die Darstellung der Seiten ist einheitlich. Jede Rezepturvorlage hat ein eigenes Anwendungsgebiet, für das die Mischung geeignet ist. Alle Vorlagen sind durchnummeriert (Crat1 – bis Crat21). Immer ist Crataegus als Grundessenz angegeben. Darunter finden sich drei ergänzende Essenzen. Die letzte Zeile der Rezeptur ist für die SPABIONIK-Essenz reserviert, die als variabler Anteil immer individuell ausgewählt wird.

Jede Mischung wird auf 50 ml zusammengestellt. 30 ml entfallen auf das Hauptmittel Crataegus, je 5 ml auf die drei Ergänzungsessenzen und die SPABIONIK-Essenz. Hinweise über Dosierung und Anwendungsmöglichkeiten finden sich ab Seite 97.

Beispiel-Rezeptur:

Crataegus	30 ml	*fix*
Convallaria	5 ml	*fix*
Melissa	5 ml	*fix*
Kalium phosphoricum	5 ml	*fix*
Lava *oder* Calcium carbonicum naturale	5 ml	*variabel*
oder Cuprum oxydatum nigrum *oder*		
Aqua maris *oder* Ferrum sidereum		

SPABIONIK – Spagyrik nach der Elementenlehre

Bei den spagyrischen Essenzen gibt es eine eigene Mittelreihe, mit der die Ebene der naturphilosophischen Elemente beeinflusst werden kann. Diese sogenannten „SPABIONIK-Essenzen" werden, im Gegensatz zu den Pflanzenessenzen, aus anorganischen Stoffen gewonnen, die die Qualität jeweils eines der Elemente deutlich repräsentieren. In der Spagyrik hat der Begriff „Element" eine andere Bedeutung als in der Chemie. Er bezeichnet keine chemischen Stoffe, sondern Wirkkräfte nichtmaterieller Art, die am Aufbau der Materie entscheidend mitwirken.

Die abendländische Alchemie orientiert sich am naturphilosophischen Elementenmodell der alten Griechen, das auf Empedokles (494 – 434 v. Chr.) zurückgeht. Danach sind es vier Elemente, die für den Aufbau der Welt verantwortlich sind: Feuer, Erde, Luft und Wasser. Sie mischen sich in sehr individueller Weise und bringen damit alles in der materiellen Welt Existente hervor. Die Elemente haben ganz spezifische Qualitäten. So ist das Feuer dynamisch, aktiv und kraftvoll. Erde wiederum zeigt konservierende, verfestigende und strukturgebende Eigenschaften, während die Luft leicht, ungebunden und sich rasch verflüchtigend ist. Schließlich hat das Element Wasser auflösende, weiche und verteilende Qualitäten.

Wenig bekannt ist, dass es nicht nur in der chinesischen Philosophie, sondern auch bei den antiken Griechen ein fünftes Element gab. Sie nannten es Äther. Dieser soll für ein harmonisches Miteinander von Feuer, Erde, Luft und Wasser sorgen. Dabei unterscheidet sich die Qualität des Äthers grundlegend von derjenigen der vier Elemente. Nach Auffassung des Aristoteles (384 – 322 v. Chr.) entstammt Äther einer außerirdischen, kosmischen Quelle. So ist das Materielle durch den Äther mit dem Immateriellen verbunden, das Irdische mit dem Himmlischen. Die Spagyrik kennt somit ein fünfteiliges Elementensystem, wobei das fünfte Element einerseits eine übergeordnete Funktion im Sinne einer Steuerung übernimmt, andererseits die Verbindung zwischen der materiellen und immateriellen Ebene schafft.

Alles baut sich aus den vier Grundelementen Feuer, Erde, Luft und Wasser auf und wird durch den Äther in einer „gesunden Ordnung" gehalten. Die besondere Mischung der vier Grundelemente gibt allem Geschaffenen seinen eigenen Charakter. In der Regel ist dabei eines der Elemente vorherrschend. Ist dies z. B. das Feuer, so zeigt sich das im Pflanzenreich an roten Farben, bitteren Geschmacksstoffen und spitzen Ausformungen. Beim Menschen bringt dies einen aktiven, willensstarken und durchsetzungsfähigen Charakter hervor, der zu cholerischen Überreaktionen neigen kann. Der griechische Arzt Hippokrates (460 – 370 v. Chr.) hat die Lehre der Elemente auf die Medizin übertragen und den Elementen die damals bekannten vier zentralen Körpersäfte (humores) zugeordnet: Galle dem Feuer, Schwarzgalle der Erde, Blut der Luft und Schleim dem Wasser.

Beim Menschen sind die Elemente für dessen jeweilige Konstitution verantwortlich. Hippokrates sprach von den

„Temperamenten", die anlagebedingt sind. In jedem Menschen sind alle Elemente vorhanden, jedoch steht oft eines von ihnen im Vordergrund. Je nachdem wie dominant dieses ist, sind dessen charakteristischen Ausprägungen am Menschen mehr oder weniger deutlich zu beobachten. Neben körperlichen Merkmalen und seelisch-geistigen Eigenschaften prägen die Elemente auch die Krankheitsbereitschaft, die ein Mensch aus seiner Anlage mitbringt. Entsprechend der vier Grundelemente kennt die Elementenlehre vier Konstitutionstypen, kurz: die Temperamente. Für jedes Temperament gibt es eine spezielle spagyrische Essenz aus der SPABIONIK-Reihe. Eine konstitutionelle Ausprägung findet sich ebenfalls für das fünfte Element Äther, auch wenn diesem kein klassisches Temperament zugeordnet ist. Durch die Zugabe der passenden SPABIONIK-Essenz kann jede spagyrische Mischung gemäß dem persönlichen Temperament angepasst werden und bekommt damit eine noch individuellere Note.

Die Auswahl der passenden Essenz

Die Wahl der SPABIONIK-Essenz für eine spagyrische Mischung orientiert sich am entsprechenden Temperament des Menschen. Jedes Temperament neigt dazu, bei Belastungen akuter oder chronischer Art mit einer Überreizung der entsprechenden Elementqualitäten zu reagieren: Choleriker werden dann leicht aggressiv und bestimmend, Melancholiker abweisend und misstrauisch, Sanguiniker überempfindlich und hysterisch, Phlegmatiker träge und lethargisch. Bei der Auswahl der

SPABIONIK-Essenz muss man sich (oder den Menschen, für den die Rezeptur gedacht ist) ehrlich und vorurteilsfrei einschätzen. Die Zeichen der Überreizung müssen keine negativen Charaktereigenschaften anzeigen. Oft sind sie Reaktionen auf belastende Lebenssituationen, Stress und Krisen, in denen sich der Mensch befindet. Die entsprechende SPABIONIK-Essenz kann dazu verhelfen, dass die Selbstheilungskräfte, die überreizten Elementqualitäten wieder zu ihrem gesunden Maß zurückfinden.

Das fünfte Element, der Äther, hat kein eigenes Temperament. Seine Aufgabe ist es, das Zusammenwirken der vier Grundelemente im Organismus zu koordinieren, zu lenken und zu steuern. Den Äther kann man mit dem Kutscher auf dem Bock vergleichen, der die Zügel der vier Pferde in der Hand hält. Er kennt das Ziel und den Weg dorthin. Damit hat der Äther grundlegende Qualitäten, die auch im Menschen eine besondere Bedeutung haben. Fehlt es an diesen, oder sind sie unterentwickelt, dann wird die Äther-Essenz Ferrum sidereum die Rolle der individuellen SPABIONIK-Essenz übernehmen (s. u.).

Da wir Menschen immer eine Mischung aller Elemente sind (auch ein Choleriker hat Erde-, Luft- und Wasseranteile in sich), kommt es vor, dass das vorherrschende Element nicht eindeutig klar erkennbar ist und es schwerfällt, jemanden eindeutig einem bestimmten Temperament zuzuordnen. Auch in diesem Fall fällt die Wahl auf die SPABIONIK-Essenz des Äther-Elements. Sie wird man immer geben, wenn es unklar ist, welches Grundtemperament vorliegt.

Mithilfe folgender Übersichten kann die passende SPAB-IONIK-Essenz für eine Crataegus-Rezeptur bestimmt werden:

Das Element Feuer

Temperament:	Choleriker
Themen:	Energie, Kraft, Durchsetzung, Macht
Hauptqualitäten:	aktiv und dynamisch, heiß und hart, dynamisch und beständig, durchsetzend und dominierend
Merkmale einer Irritation:	Neigung zu hitzigen Reaktionen, akute Entzündungen, streitbar, jähzornig, aufbrausend, aggressiv, „mit dem Kopf durch die Wand"
SPABIONIK-Essenz:	Lava
Ausgangssubstanz:	Lavastein

Das Element Erde

Temperament:	Melancholiker
Themen:	Abgrenzung, Stabilität, Ordnung, Struktur, Disziplin, Selbstschutz
Hauptqualitäten:	passiv und langsam, kalt und hart, statisch und beständig, schützend und bewahrend
Merkmale einer Irritation:	Neigung zu rigiden Reaktionen, chronisch-verhärtende Erkrankungen, misstrauisch, distanziert, verschlossen, stur, „My home is my castle"
SPABIONIK-Essenz:	Calcium carbonicum naturale
Ausgangssubstanz:	Weißer Marmor

Das Element Luft

Temperament:	Sanguiniker
Themen:	Wahrnehmung, Empfindung, Kommunikation, Sensibilität, Austausch
Hauptqualitäten:	aktiv und schnell, warm und weich, dynamisch und unbeständig, empfindlich und flüchtig
Merkmale einer Irritation:	Neigung zu überempfindlichen Reaktionen, psychovegetativ ausgelöste Beschwerden, hektisch, nervös, ängstlich, ruhelos, unstet, verkrampft, „Strohfeuertyp"
SPABIONIK-Essenz:	Cuprum oxydatum nigrum
Ausgangssubstanz:	Tenorit, Schwarzkupfererz

Das Element Wasser

Temperament:	Phlegmatiker
Themen:	Gefühle, Harmonie, Empathie, Romantik, Verschmelzung
Hauptqualitäten:	passiv und träge, kalt und weich, statisch und unbeständig, empfindlich und langsam
Merkmale einer Irritation:	Neigung zu trägen Reaktionen, chronisch-reaktionsarme Erkrankungen, sentimental, widerstandslos, fremdbestimmt, verträumt, „viel Herz und Bauch"
SPABIONIK-Essenz:	Aqua maris
Ausgangssubstanz:	Meerwasser

Das Element Äther

Temperament:	keines
Themen:	das Ganze, Steuerebene, Orientierung, Plan, Idee, Regulation, Selbstheilung, transpersonale Ebene
Hauptqualitäten:	steuernd, verbindend, integrierend, harmonisierend, selbstorganisierend, rückbindend, zielgebend
Merkmale einer Irritation:	Neigung zu chaotischen Reaktionen, schwer beeinflussbare, therapieresistente Erkrankungen, ziel-, halt- und orientierungslos, materialistisch, egoistisch, wenig Bezug zu ethischen, moralischen und transpersonalen Dingen, „Haben statt Sein"
SPABIONIK-Essenz:	Ferrum sidereum
Ausgangssubstanz:	Eisenmeteorit

Die Crataegus-
Rezepturen

Das Arbeiten mit spagyrischen Pflanzen- und Mineralessenzen bietet einen entscheidenden Vorteil: Aus den einzelnen Essenzen lassen sich beliebige Kombinationen erstellen, die je nach Beschwerden und Problemen ganz individuell zusammengesetzt sind. So entstehen personalisierte spagyrische Produkte, die auf jeden einzelnen Menschen zugeschnitten sind. Die Herstellung solcher Mischungen übernehmen Apotheken (in der Schweiz auch Drogerien), die sich auf spagyrische Mischungen spezialisiert haben. Dort bekommt man jede gewünschte persönliche Rezeptur.

Crataegus-Rezeptur 1
Crat-1

Indikation: Herzinsuffizienz, allgemein

Crataegus	30 ml
Arnica	5 ml
Melissa	5 ml
Kalium phosphoricum	5 ml
SPABIONIK-Essenz (Auswahl s. ab S. 69)	5 ml

Beschreibung:

Diese Rezeptur ist eine Grundmischung für Beschwerden infolge einer Herzinsuffizienz, wenn keine besonderen und individuellen Symptome vorliegen. Die Hauptwirkung geht von **Crataegus** aus, welche die Basisessenz bei Herzschwäche ist. **Arnica** hat eine grundsätzlich belebende Wirkung auf das Herz und beugt Durchblutungsstörungen mit anfallsartigen Herzschmerzen vor. Die Essenz hilft auch bei Beschwerden, deren Ursache eine Arteriosklerose ist. Mit **Melissa** bekommt die Mischung einen zusätzlichen Effekt auf vegetativ und psychosomatisch ausgelöste Beschwerden. Diese Essenz hilft, dass sich stressbedingte Herzsymptome und Verkrampfungen am Herzen lösen können. **Kalium phosphoricum** ist die wichtigste spagyrische Mineralessenz bei schwacher Herzfunktion und damit zusammenhängenden Symptomen. Sie unterstützt die Energieversorgung des Herzmuskels und gibt auch sonst dem Organismus Kraft und Energie. Je nach konstitutionellem Hintergrund rundet die passende **SPABIONIK-Essenz** die Rezeptur ab und gibt ihr eine persönliche Note.

Crataegus-Rezeptur 2
Crat-2

Indikation: Herzinsuffizienz, speziell im Alter (Altersherz)

Crataegus	30 ml
Convallaria	5 ml
Melissa	5 ml
Kalium phosphoricum	5 ml
SPABIONIK-Essenz (Auswahl s. ab S. 69)	5 ml

Beschreibung:

Die Rezeptur basiert auf der Zusammensetzung von Crat-1, wobei hier die Essenz **Arnica** durch **Convallaria** ersetzt wird. Dieses Mittel ergänzt den Weißdorn vor allem bei beginnender Altersschwäche des Herzens auf ideale Weise. Ihr Wirkspektrum deckt zahlreiche Herzprobleme ab, die die Herzfunktion im Alter beeinträchtigen können, seien es Erkrankungen der Herzklappen, eine Herzerweiterung oder entzündliche Herzerkrankungen. **Convallaria** passt aber auch für Störungen, die nicht organischer, sondern funktioneller oder psychosomatischer Natur sind. Wenn sich im Laufe einer Herzschwäche Venenstauungen und Ödeme zeigen, ist **Convallaria** ebenfalls ein wichtiges Mittel in der Spagyrik. Die Essenzen **Melissa** und **Kalium phosphoricum** aus der Rezeptur Crat-1 runden die Wirkung dieser Mischung für das Altersherz ab, indem sie ihr eine die Herzfunktion beruhigende und den Herzmuskel stärkende Wirkung verleihen. Mit der passenden **SPABIONIK-Essenz** erfolgt dann eine individuelle Anpassung an die konstitutionellen Hintergründe aus dem Bereich der Elemente.

Crataegus-Rezeptur 3
Crat-3

Indikation: Herzinsuffizienz, speziell im Alter (Altersherz), bei zunehmender körperlicher und geistiger Schwäche, Altersabbau

Crataegus	30 ml
Conium	5 ml
Citrus aurantium	5 ml
Kalium phosphoricum	5 ml
SPABIONIK-Essenz (Auswahl s. ab S. 69)	5 ml

Beschreibung:

Die Rezeptur hat die Zusammensetzung von Crat-1 zur Grundlage. Arnica wird dabei durch Conium ersetzt und Melissa durch Citrus aurantium. Beide haben eine besondere Beziehung zu Problemen bei zunehmender Altersschwäche und körperlichem Abbau. Die Essenz Conium wirkt auf unterschiedliche Formen von abbauenden und degenerativen Prozessen: Die Muskulatur nimmt ab, auch die des Herzens. Die Herzkranzgefäße sind von Arteriosklerose betroffen und die Herzklappen von einer Schließschwäche. Es kann auch zu Nervenabbau mit zunehmenden Lähmungserscheinungen und Demenz kommen. Citrus aurantium ist ein Basismittel, wenn es um die Behandlung von geriatrischen Beschwerden aller Art geht. Die Essenz hat eine deutliche Nervenwirksamkeit und hilft u. a. bei Unruhe, Depressivität und Zittern. Kalium phosphoricum unterstützt die stärkende Wirkung der anderen Komponenten, während die SPABIONK-Essenz der Rezeptur die individuelle Note verleiht.

Crataegus-Rezeptur 4
Crat-4

Indikation: Herzinsuffizienz, speziell im Alter (Altersherz) mit langsamem, schwachem Puls und
psychovegetativer Empfindlichkeit

Crataegus	30 ml
Gelsemium	5 ml
Melissa	5 ml
Kalium phosphoricum	5 ml
SPABIONIK-Essenz (Auswahl s. ab S. 69)	5 ml

Beschreibung:

Grundlage dieser Rezeptur sind die Mittel von Crat-1,
wobei die Essenz **Arnica** durch **Gelsemium** ersetzt wird.
Bei der spagyrischen Pflanzenessenz **Gelsemium** ist die
Herzaktion vor allem im Alter schwach und der Puls ver-
langsamt. Dabei hat die Essenz, ähnlich wie **Melissa**, einen Bezug zum vegetativen Nervensystem. Das Herz ist
empfindlich auf Einflüsse von der psychischen Seite her
(sogenannte „Herzneurose"). Manchmal empfinden die
Menschen eine sehr unangenehme Wahrnehmung von
Schwäche mit Ängstlichkeit um das Herz herum. Typisch
für die Essenz **Gelsemium** ist die Empfindung, dass das
Herz stehen bleibe, wenn man sich nicht ständig in Bewegung hält. **Melissa** und **Kalium phosphoricum** steuern
die von Crat-1 bekannten Wirkungen bei (herzberuhi-
gend, entkrampfend sowie energetisch stärkend). Die
passende SPABIONK-Essenz gibt der Rezeptur eine re-
gulierende Wirkung über die Ebene der Elemente.

Crataegus-Rezeptur 5
Crat-5

Indikation: Herzinsuffizienz, speziell im Alter (Altersherz) mit Verkalkung der Herzkranzgefäße
und Bluthochdruck

Crataegus	30 ml
Viscum album	5 ml
Tabacum	5 ml
Kalium phosphoricum	5 ml
SPABIONIK-Essenz (Auswahl s. ab S. 69)	5 ml

Beschreibung:

Die Rezeptur baut auf der Rezeptur Crat-1 auf. Ausge-
tauscht werden die Essenzen Arnica durch Viscum album
und Melissa durch Tabacum. Diese Essenzen passen besser, wenn in Verbindung mit einer altersbedingten Herzschwäche arteriosklerotisch bedingte Durchblutungsstörungen der Herzkranzgefäße mit erhöhtem Blutdruck vorliegen. Tabacum wirkt deutlich auf den Kreislauf und hilft
bei Schwindel und Ohnmachtsneigung, sowohl bei nied-
rigem als auch erhöhtem Blutdruck. Kennzeichnend ist
dabei ein Wechsel von langsamem und schnellem Herzschlag. Viscum album ist ein zentrales Hypertoniemittel,
wobei der erhöhte Blutdruck auch nierenbedingt sein
kann. Bei dieser Essenz besteht zudem die Tendenz zu
anfallsartigem Herzschmerz (Angina pectoris). Kalium
phosphoricum gibt der Mischung eine allgemein kräfti-
gende und stärkende Wirkung auf den Herzmuskel und
mit einer SPABIONK-Essenz erweitert sich die Wirkung
auf die konstitutionelle Ebene der Elemente.

Crataegus-Rezeptur 6
Crat-6

Indikation: Herzerkrankungen mit Schlafstörungen, allgemein

Crataegus	30 ml
Melissa	5 ml
Passiflora	5 ml
Aurum chloratum natronatum	5 ml
SPABIONIK-Essenz (Auswahl s. ab S. 69)	5 ml

Beschreibung:

Weißdorn ist ein wichtiges Mittel, wenn Herzerkrankungen unterschiedlichster Art mit Schlafstörungen verbunden sind. Dabei kann es sich um Schlaflosigkeit, Ein- und Durchschlafstörungen, unruhigen Schlaf oder Erwachen durch Herzbeschwerden handeln. Crat-6 ist eine Grundmischung für diese Problematik, unabhängig um welche Art von Störungen es sich konkret handelt. Melissa gibt der Rezeptur eine psychosomatische Ausrichtung, sodass das Herz besser vor Stressreizen geschützt wird, während Passiflora grundsätzlich beruhigend und schlaffördernd wirkt. Dabei ergänzt diese Essenz Melissa in der Wirkung auf vegetativ und psychosomatisch ausgelöste Schlafstörungen. Die spagyrische Mineralessenz Aurum chloratum natronatum stabilisiert ebenfalls die Verbindung von Herz, Psyche und Schlaf. Die Betroffenen spüren ihr Herz klopfen und können daher nicht einschlafen. Durch die Zugabe einer individuell ausgewählten SPABIONIK-Essenz erweitert sich die Wirkung der Mischung in den konstitutionellen Bereich der Elemente hinein.

Crataegus-Rezeptur 7
Crat-7

Indikation: Herzerkrankungen mit Schlafstörungen,
durch Herzklopfen

Crataegus	30 ml
Coffea	5 ml
Passiflora	5 ml
Aurum chloratum natronatum	5 ml
SPABIONIK-Essenz (Auswahl s. ab S. 69)	5 ml

Beschreibung:

Grundlage dieser spagyrischen Mischung ist die Rezeptur
Crat-7, die die wichtigsten Essenzen für Schlafprobleme
infolge von Herzerkrankungen umfasst. Wenn diese sich
speziell in Herzklopfen und einem erhöhten Puls zeigen,
dann ist Coffea die passende Pflanzenessenz. Sie ersetzt
daher Melissa bei dieser konkreten Symptomatik. Coffea
gehört an sich zu den wichtigsten Mitteln bei Schlafstörungen und ist hier besonders wirksam über seinen homöopathischen Wirkaspekt. Die Essenz dämpft eine zu
große Empfindlichkeit und Unruhe, vor allem, wenn die
Gedanken unaufhörlich kreisen und einen nicht zur Ruhe
kommen lassen. Mit Passiflora wird diese Wirkung noch
verstärkt und auf eine breitere Basis gestellt. Das gilt auch
für die Mineralessenz Aurum chloratum natronatum, dessen Wirksamkeit der von Coffea ähnelt, indem sie besonders bei Schlafstörungen infolge von Herzklopfen hilfreich
ist. Die speziell ausgewählte SPABIONIK-Essenz setzt
dann noch den persönlichen Akzent mit der Wirkung auf
die konstitutionelle Ebene.

Crataegus-Rezeptur 8
Crat-8

Indikation: Herzerkrankungen mit Schlafstörungen,
                durch Herzschmerzen

Crataegus	30 ml
Mandragora	5 ml
Passiflora	5 ml
Aurum chloratum natronatum	5 ml
SPABIONIK-Essenz (Auswahl s. ab S. 69)	5 ml

Beschreibung:

Bei dieser spagyrischen Mischung wird die Essenz **Melissa**
der Rezeptur **Crat-6** durch **Mandragora** ersetzt. Sie passt
besser, wenn die herzbedingten Schlafstörungen vor allem mit Schmerzen im Herzbereich verknüpft sind. **Mandragora** hat einen starken Bezug auf psychosomatische Beschwerden. Dabei ist die psychische Verfasstheit vielen
Schwankungen unterworfen, von euphorisch und hyper-
aktiv bis zu depressiv und lethargisch. Schmerzhafte
Herzstörungen zeigen sich häufig im Zusammenhang mit
dem Schlaf und mit Magen-Darmproblemen (z. B. nach
dem Essen, mit Blähungen). **Mandragora** dämpft eine erhöhte Erregbarkeit und psychische Überempfindlichkeit.
In diesem Sinne komplettiert die Essenz die beruhigende
Wirkung der Essenzen **Passiflora** und **Aurum chloratum
natronatum** aus der Rezeptur **Crat-6**. Die individuelle Ab-
rundung erfährt die Mischung durch die speziell ausgewählte SPABIONIK-Essenz. Sie gibt ihr die persönliche
Note, indem mit der Regulierung der Elementebene zusätzlich die konstitutionelle Ebene angesprochen wird.

Crataegus-Rezeptur 9
Crat-9

Indikation: Herzbeschwerden bei und nach Infektionskrankheiten

Crataegus	30 ml
Vincetoxicum	5 ml
Lycopodium	5 ml
Kalium phosphoricum	5 ml
SPABIONIK-Essenz (Auswahl s. ab S. 69)	5 ml

Beschreibung:

Die Essenzen dieser Crataegus-Rezeptur zielen darauf ab, die Organfunktion des Herzens zu stärken, wenn eine Infektion (gleich welcher Art) vorliegt und Herz und Kreislauf geschwächt sind oder Beschwerden machen. Sie hilft auch bei Herzschwäche, die nach einer Infektion zurückbleibt. Neben Crataegus enthält sie die Pflanzenessenzen Vincetoxicum und Lycopodium. Vincetoxicum ist das Hauptmittel zur Ausleitung von Erregern und Erregergiften nach einer Infektion (vor allem bei viralen Infekten). Sie sorgt damit für eine bessere Regeneration und eine Stabilisierung von Stoffwechsel und Immunsystem. Lycopodium hat eine ähnliche Wirkung, speziell bei Herzbeschwerden nach Infektionen durch Streptokokken. Kalium phosphoricum ist die wichtigste Mineralessenz zur Stärkung von Herzmuskel und Herzfunktion und unterstützt damit die anderen Essenzen in ihrer Herzwirksamkeit bei oder nach Infekten. Mit einer persönlichen SPABIONIK-Essenz bekommt die Rezeptur dann noch die konstitutionelle Komponente über die Elementebene.

Crataegus-Rezeptur 10
Crat-10

Indikation: Erhöhter Puls bzw. Herzklopfen während fieberhaftem Infekt

Crataegus	30 ml
Vincetoxicum	5 ml
Aconitum	5 ml
Kalium phosphoricum	5 ml
SPABIONIK-Essenz (Auswahl s. ab S. 69)	5 ml

Beschreibung:

Diese Rezeptur eignet sich für eine besondere Art der Herzbeschwerden während einer Infektion. Dabei handelt es sich speziell um einen schnellen Puls und Herzklopfen bei fieberhafter Erkältung, grippalem Infekt, Virusgrippe oder Coronainfektion. Die Basis der Zusammensetzung bildet die Rezeptur Crat-9, wobei hier die Essenz Lycopodium durch Aconitum ersetzt wird. Während Lycopodium eher für Folgen nach einer Infektion passt, zählt Aconitum zu den wichtigsten Mitteln bei akuten, fiebrigen Infektionen, besonders mit plötzlichem Beginn und heftigem Verlauf. Bisweilen reagiert dabei auch die psychische Seite mit Angst, Unruhe und schneller Atmung, bis hin zum Hyperventilieren. Vincetoxicum sorgt auch hier für eine gute Ausleitung von Viren und deren Resten aus dem Körper, während die Mineralessenz Kalium phosphoricum das Herz stärkt und in seiner Funktion unterstützt. Durch die individuell ausgewählte SPABIONIK-Essenz bekommt die Mischung eine zusätzliche Wirkung auf die konstitutionelle Ebene der Elemente.

Crataegus-Rezeptur 11
Crat-11

Indikation: Beschwerden durch Erkrankungen der
                Herzklappen

Crataegus	30 ml
Convallaria	5 ml
Lycopus europaeus	5 ml
Arnica	5 ml
SPABIONIK-Essenz (Auswahl s. ab S. 69)	5 ml

Beschreibung:

Die Mischung bietet sich an zur begleitenden Behandlung
von Herzklappenerkrankungen aller Art und jeder Lokali-
sation. Sie hat zum Ziel, die Funktionsweise der Klappen
so weit wie möglich stabil zu erhalten. Neben dem
grundlegenden Hauptmittel **Crataegus** spielen die spagyrischen Pflanzenessenzen **Convallaria** und **Lycopus europaeus** eine wichtige Rolle in der Rezeptur. Sie regulieren
und beruhigen den Herzschlag. Zudem helfen sie bei
herzbedingter Atemnot sowie verschlechterter Sauerstoffversorgung der Gewebe (Zyanose). **Arnica** stärkt die
Durchblutung am Herzen und deckt noch weitere Symptome von Herzklappenerkrankungen ab, so z. B. anfallsar-
tige Herzschmerzen, Beklemmungsgefühle auf der Brust
und herzbedingten Husten. Indem die Rezeptur mit einer
persönlich passenden SPABIONIK-Essenz abgerundet
wird, verfügt die Mischung über eine zusätzliche Wirkung
auf die von den Elementen bestimmte konstitutionelle
Ebene.

Crataegus-Rezeptur 12
Crat-12

Indikation: Beschwerden infolge einer Herzvergrößerung (Kardiomegalie)

Crataegus	30 ml
Convallaria	5 ml
Lycopus europaeus	5 ml
Rhus toxicodendron	5 ml
SPABIONIK-Essenz (Auswahl s. ab S. 69)	5 ml

Beschreibung:

Diese Crataegus-Rezeptur integriert spagyrische Essenzen, die die Wirkung von Weißdorn auf Beschwerden
durch eine krankhafte Herzvergrößerung ergänzen und
komplettieren. Convallaria stärkt die Herzkraft und beruhigt eine übermäßige Herzaktion. Die betroffenen Menschen haben manchmal auch unmittelbar das Gefühl, ihr
Herz sei zu groß. Die Essenz wirkt besonders auf die linke
Herzkammer und lindert mit einer Vergrößerung einhergehende venöse Stauungen. Auch Lycopus europaeus
hilft bei Störungen infolge einer Herzvergrößerung. Das
Mittel beruhigt Herzklopfen sowie Druck- und Engegefühl
im Brustbereich. Die Herzwirksamkeit der spagyrischen
Pflanzenessenz Rhus toxicodendron erstreckt sich ebenfalls auf das Krankheitsbild der Herzvergrößerung sowie
den begleitenden Symptomen, wobei es allerdings mehr
auf die rechte Herzkammer wirkt. Je nach konstitutionellem Hintergrund rundet die passende SPABIONIK-
Essenz die Rezeptur ab und gibt ihr die persönliche Note.

Crataegus-Rezeptur 13
Crat-13

Indikation: Übersteigertes Mitgefühl für andere, sich alles zu Herzen nehmen, empfindet den Kummer anderer wie den eigenen

Crataegus	30 ml
Mandragora	5 ml
Foeniculum	5 ml
Argentum colloidale	5 ml
SPABIONIK-Essenz (Auswahl s. ab S. 69)	5 ml

Beschreibung:

Diese Rezeptur setzt an den psychosomatischen Bezügen eines „zu großen Herzens" an, wenn einem das Leid anderer zusetzt, als wäre es das eigene. Auch hier ist die Weißdorn-Essenz die Basis. Unterstützt wird sie durch die Essenz **Mandragora**, bei der es eine starke Offenheit der sozialen Gemeinschaft gegenüber gibt, mit einem großen Mitgefühl für das Leid anderer, vor allem Schwacher – aber auch von Tieren. **Foeniculum** zeigt ebenfalls einen starken Bezug zur Empathie, allerdings mit gleichzeitiger Schwäche, sich vor negativen Energien zu schützen und für die eigenen Bedürfnisse einzustehen. Als spagyrische Silber-Essenz symbolisiert **Argentum colloidale** das direkte Widerspiegeln von Äußerem. Die Menschen spiegeln das Leid anderer, ohne es aktiv ändern zu können. Durch das Hinzunehmen einer individuellen SPABIONIK-Essenz bekommt die Rezeptur eine persönliche Note zur Regulation über die Elementebene.

Crataegus-Rezeptur 14
Crat-14

Indikation: Übersteigerter Altruismus, Sorge um andere, alles für andere tun wollen, Helfer-
Syndrom

Crataegus	30 ml
Cocculus	5 ml
Foeniculum	5 ml
Natrium chloratum	5 ml
SPABIONIK-Essenz (Auswahl s. ab S. 69)	5 ml

Beschreibung:

Mit dieser Rezeptur soll die eigene Empathiefähigkeit unterstützt werden, ohne aber unter den Problemen eines
„zu großen Herzens" zu leiden. Bei Crataegus ist dies ein
Hauptthema über die Kombination der Herz- und Hecken-Symbolik. Cocculus zeigt ebenso viel Mitgefühl für
andere, mit dem Drang, anderen bei Kummer, Krankheit
und Leid zur Seite zu stehen – ohne aber die Begrenztheit
der eigenen Mittel zu beachten. In ähnlicher Weise wirkt
die Essenz Foeniculum. Hier zeigt sich die Tendenz, für
andere „das letzte Hemd" herzugeben, gleichzeitig aber
zu schwach zu sein, um sich gegen Fremdeinflüsse zur
Wehr zu setzen. Die mineralische Essenz Natrium chloratum geht in eine ähnliche Richtung. Bei ihr spielen oft eigene Leiderfahrungen eine Rolle, die bisher nicht verar-
beitet wurden. Mit einer individuell ausgewählten SPABI-
ONIK-Essenz bekommt die Rezeptur die persönliche Note, indem sie auch die konstitutionelle Ebene der Elemente beeinflusst.

Crataegus-Rezeptur 15
Crat-15

Indikation: Ständig in Angst und Sorge um die eigenen
                Kinder, Helikopter-Eltern

Crataegus	30 ml
Mandragora	5 ml
Piper methysticum	5 ml
Natrium chloratum	5 ml
SPABIONIK-Essenz (Auswahl s. ab S. 69)	5 ml

Beschreibung:

Diese Rezeptur soll vor allem Eltern helfen, die Sorge um
die eigenen Kinder in einem gesunden Maß zu halten.
Über seine Symbolik ist der Weißdorn auch hier ein hilf-
reiches Mittel, um Grenzziehung und Durchlässigkeit für
Emotionen zu harmonisieren. Crataegus hilft, einen
angstgesteuerten Zwang zur ständigen Kontrolle zu
überwinden. Bei der Essenz Mandragora zeigt sich vor allem ein ängstliches Mitfühlen Kindern, Schwachen und
Tieren gegenüber. Mit Piper methysticum bekommt die
Mischung eine grundsätzlich beruhigende und entspan-
nende Wirkung. Sie hilft bei ängstlicher Überreizung mit
Unruhe und innerer Anspannung und Verkrampfung. Mit
der Mineralessenz Natrium chloratum lässt sich eine
übersteigerte Empathie ausgleichen, vor allem wenn diese Veranlagung mit selbst erlebten früheren Leiderfahrungen verknüpft ist. Die Essenz hat zusätzlich einen Bezug zu nahen Angehörigen und Kindern. Durch eine individuelle SPABIONIK-Essenz lässt sich die Wirkung der
Rezeptur auf die konstitutionelle Ebene ausweiten.

Crataegus-Rezeptur 16
Crat-16

Indikation: Folgen von zu starker Ichbezogenheit mit Mangel an Empathie, kaltherziges und herzloses Handeln anderen gegenüber

Crataegus	30 ml
Conium	5 ml
Thuja	5 ml
Rosa damascena	5 ml
SPABIONIK-Essenz (Auswahl s. ab S. 69)	5 ml

Beschreibung:

Bei dieser Rezeptur handelt es sich um eine Mischung spagyrischer Essenzen, die die Folgen eines Mangels an Empathie und Mitgefühl regulieren sollen. Sie vermögen, das Herz für das Wohl und die Bedürfnisse anderer zu öffnen. Auch hierbei ist Crataegus eine Basisessenz. Das Mittel Conium zeigt gefühls- und mitleidslose Wesenszüge und tendiert zu Kaltherzigkeit sowie Boshaftigkeit. Anderen gegenüber verhalten sich die Menschen unnachgiebig und unerbittlich. Auch Thuja reagiert anderen gegenüber hart und mitunter rücksichtslos. Es fällt sehr schwer, mit den Mitmenschen ein Gemeinschaftsgefühl zu entwickeln und man zeigt sich daher abweisend und kalt. Die Essenz Rosa damascena kann dazu beitragen, sich anderen gegenüber emotional zu öffnen und ihre Bedürfnisse wahrzunehmen. Mit der Hinzunahme der passenden SPABIONIK-Essenz erfährt die Rezeptur eine breitere Wirkbasis, indem sie die konstitutionelle Ebene der Elemente mit abzudecken vermag.

Crataegus-Rezeptur 17
Crat-17

Indikation: Indikation: Übersteigerte Angst vor Gefahren und Bedrohungen

Crataegus	30 ml
Piper methysticum	5 ml
Cascarilla	5 ml
Acorus calamus	5 ml
SPABIONIK-Essenz (Auswahl s. ab S. 69)	5 ml

Beschreibung:

Diese Weißdorn-Rezeptur eignet sich für Menschen, die
eine übersteigerte Angst vor Gefahren und Bedrohungen
von außen haben. Diese können konkret sein (z. B. Bedrohung für das eigene Leben durch Angriffe) oder auch
nur diffus (z. B. Krieg, Terror, Klimakatastrophe). Neben
Crataegus als Grundmittel finden sich in ihr weitere spezifische Angstmittel. **Piper methysticum** ist eine Basisessenz
zur Behandlung verschiedenster Angst- und Spannungs-
zustände. Sie dämpft eine innere Unruhe und entspannt
Körper, Geist und Seele. Die Pflanzenessenz **Cascarilla**
verweist auf eine sehr hohe Sensibilität und ist geeignet
für Menschen, die anlagebedingt zu starker Ängstlichkeit
neigen. Sie sehen überall Gefahren lauern, selbst solche,
die gar nicht real sind. Auch **Acorus calamus** gehört zu
den typischen Angstmitteln in der Spagyrik. Diese Menschen nehmen ihre übersteigerte Ängstlichkeit konkret
wahr und leiden sehr darunter. Das kann dazu führen,
dass sie depressiv und schwermütig werden. Durch eine
passende **SPABIONIK-Essenz** kann die Mischung über
die Elementebene personalisiert werden.

Crataegus-Rezeptur 18
Crat-18

Indikation: Angst vor sozialer Zurückweisung und Ablehnung mit dadurch ausgelösten Kontakt-
störungen (Soziale Phobie, Ängstlich-
vermeidende Persönlichkeitsstörung etc.)

Crataegus	30 ml
Piper methysticum	5 ml
Lycopodium	5 ml
Natrium chloratum	5 ml
SPABIONIK-Essenz (Auswahl s. ab S. 69)	5 ml

Beschreibung:

Wie bei Crat-17 geht es bei dieser Rezeptur um eine
tiefsitzende Angst vor äußeren Bedrohungen; sie ist allerdings auf andere Inhalte ausgerichtet. Es geht nicht um
die existenzielle Bedrohung, sondern um jene der eigenen Identität und Individualität. Die Menschen haben
Angst, dass sie als Person von anderen abgelehnt werden
(Kränkung, Ausgrenzung, „Hänseln", Mobbing etc.). Wie
bei Crat-17 ergänzt Piper methysticum die Crataegus-
Essenz in ihrer angstlösenden Grundwirkung und entspannt psychisch wie physisch. Lycopodium zeigt eine im
Hintergrund stets vorhandene Angst vor Zurückweisung
und Ablehnung, was bei diesem Mittel zu eher verhärte-
ten und latent aggressiven Reaktionen führen kann. Im
Gegensatz dazu ist Natrium chloratum eher passiv und
empfindlich und geht in entsprechenden Situationen lieber auf Distanz. Die passende SPABIONIK-Essenz gibt
der Rezeptur noch eine persönliche Note im Sinne des
jeweiligen Temperaments.

Crataegus-Rezeptur 19
Crat-19

Passivität aus Angst vor dem Scheitern, vor Misserfolgen und Fehlschlägen

Crataegus	30 ml
Piper methysticum	5 ml
Natrium chloratum	5 ml
Silicea	5 ml
SPABIONIK-Essenz (Auswahl s. ab S. 69)	5 ml

Beschreibung:

Bei dieser spagyrischen Mischung geht es in erster Linie um die Passivität, die aus einer Angst vor dem Scheitern resultiert. Die Erfahrung von Misserfolgen und Fehlschlägen führt dazu, dass diese Menschen nichts mehr unternehmen und sich allmählich von ihrer Umgebung zurückziehen. Wie bei den Rezepturen Crat-17 und Crat-18 soll die wichtige Angst-Essenz Piper methysticum die Grundwirkung von Crataegus ergänzen und komplettieren. Auch findet sich in der Rezeptur die spagyrische Mineralessenz Natrium chloratum aus Crat-18. Sie hat einen deutlichen Bezug zur Furcht vor Kränkungen, vor allem davor, lächerlich gemacht zu werden, was zur Untätigkeit und Passivität führt. Diese Handlungsblockade zeigt sich vor allem in der zweiten Mineralessenz Silicea. Sie ist besonders für Menschen hilfreich, die nichts unternehmen, aus der Furcht heraus, es könnte misslingen. Die Auswahl einer passenden SPABIONIK-Essenz kann die Rezeptur von der konstitutionellen Ebene vervollständigen.

Crataegus-Rezeptur 20
Crat-20

Passivität, Lethargie, Mut- und Antriebs-
losigkeit mit Rückzug von der Welt

Crataegus	30 ml
Laurus nobilis	5 ml
Rosmarinus	5 ml
Salvia officinalis	5 ml
SPABIONIK-Essenz (Auswahl s. ab S. 69)	5 ml

Beschreibung:

Mit dieser spagyrischen Rezeptur soll einem drohenden
Rückzug von der Welt vorgebeugt oder dessen Auswirkungen reguliert werden. Ursächlich ist dieser meist Folge
einer angstbesetzten Beziehung zu den Mitmenschen
und zur Gesellschaft. Die Rezeptur setzt vor allem an der
damit verbundenen Mut- und Energielosigkeit und am
Mangel an Initiative und Durchsetzung an. Crataegus wird
dabei ergänzt durch drei Essenzen mit hohem Anteil an
ätherischen Ölen, die Energie vermitteln: Laurus nobilis
stärkt das Selbstwertgefühl und öffnet für die Botschaften
der inneren Stimme. Sie hilft, ein positives Bild von sich
selbst zu entwickeln. Rosmarinus ist angezeigt bei umfas-
sender Energielosigkeit und Schwäche. Mit ihr können
Lust und Freude zurück ins Leben finden. Salvia officinalis
vermittelt den Mut zum aktiven Handeln und zum Ändern
hemmender Lebensumstände. Die Essenz gibt auch die
Kraft zum Durchhalten. Indem zusätzlich eine passende
SPABIONIK-Essenz integriert wird, bekommt die Mischung eine erweiterte Wirkung über die konstitutionelle
Ebene der Temperamente und Elemente.

Crataegus-Rezeptur 21
Crat-21

Indikation: Indikation: Realitätsflucht, depressiver Rückzug in eine Scheinwelt, Isolation mit Suchttendenz

Crataegus	30 ml
Hypericum	5 ml
Avena sativa	5 ml
Citrus limon	5 ml
SPABIONIK-Essenz (Auswahl s. ab S. 69)	5 ml

Beschreibung:

Diese Rezeptur vereint Mittel, die deutlich die Symbolik des „verschlafenen Lebens" ansprechen und bei Rückzug aus der Welt, mit Isolation und Flucht in eine Scheinwelt helfen können. Auch hier bildet **Crataegus** mit seinem Symbolbezug den Grundstock der Mischung. **Hypericum** gibt der Rezeptur einen antidepressiven Effekt bei Schwermut in Verbindung mit Ängsten. Diese werden als Bedrohung empfunden und man reagiert mit Rückzug in eine vermeintlich schützende Isolation. **Avena sativa** vermittelt psychische Beruhigung sowie energetische Stärkung. Die Essenz hilft bei Trägheit und Schwäche und ist eine wertvolle Unterstützung, wenn die Flucht aus der Welt in eine Sucht (gleich welcher Art) mündet. Bei **Citrus limon** sehnen sich die Menschen nach Freiheit und Entfaltung, sind aber so träge und willensschwach, dass sie ihr Leben nicht selbstbestimmt führen können. Oft gleiten sie in Scheinwelten ab, was auch Suchtcharakter haben kann. Die persönliche **SPABIONIK-Essenz** rundet die Wirkung auf der konstitutionellen Ebene ab.

Die vier Schritte zur fertigen Rezeptur

1. Entscheiden Sie sich anhand der Indikationen und Wirkungen für eine Rezeptur.
2. Wählen Sie anhand der Beschreibungen ab S. 69 die passende SPABIONIK-Essenz aus.
3. Notieren Sie die Essenzen mit den jeweiligen Mengenangaben.
4. Lassen Sie die Zusammensetzung in einem spezialisierten Fachgeschäft herstellen.

Spezialisierte Fachgeschäfte sind in der Regel Apotheken, die das Spagyrik-Sortiment führen. In der Schweiz können auch Drogerien die Rezepturen herstellen. Die Adressen sind auf den entsprechenden Websites zu finden:

 www.heidak.eu (Deutschland/Österreich)
www.heidak.ch (Schweiz)

Anwendung der Rezepturen

Spagyrische Mischungen werden hauptsächlich innerlich ange-
wendet. Es ist aber auch möglich, sie in verschiedener Form
zusätzlich äußerlich einzusetzen. Die Flaschen sind mit ei-
nem Sprühaufsatz versehen, sodass die Rezepturen als Spray
verwendet werden können. Das vereinfacht die Anwendung
erheblich, da die Mischung direkt in die Mundhöhle gesprüht
werden kann. Der Kontakt findet dabei unmittelbar mit den
Schleimhäuten statt, durch welche die Flüssigkeit sofort und
ungehindert in den Körper aufgenommen wird.

Die Dosierung

Die Dosierung richtet sich nach dem Alter und der Art der Beschwerden. Allgemein gibt man die Rezeptur zwei- bis dreimal täglich. Bei akuten Symptomen kann sie auch kurzfristig in kürzeren Intervallen eingesetzt werden, z. B. alle 10 bis 20 Minuten bis zur Besserung oder über einen Zeitraum von einigen Stunden. Die Zahl der jeweiligen Sprühstöße orientiert sich am Alter:

Kinder bis 2 Jahre:	jeweils 1 Sprühstoß
Kinder von 3 bis 10 Jahre:	jeweils 2 Sprühstöße
Kinder ab 11 Jahre und Erwachsene:	jeweils 3 Sprühstöße

Die Nachttisch-Gabe

Natürlich ist es möglich, die Crataegus-Rezeptur nach dem Standardschema „dreimal täglich" anzuwenden. Wenn es jedoch darum geht, die tieferen Themen, die mit der Weißdornpflanze verbunden sind, anzuregen, empfiehlt sich ein besonderes Vorgehen. Es wurde speziell für die Arbeit mit spagyrischen Essenzen entwickelt und stellt eine Art kleines Ritual dar:

Die Flasche mit der Crataegus-Rezeptur wird nahe ans Bett, z. B. auf den Nachttisch gestellt. Abends beim Zubettgehen (am besten, wenn man schon im Bett liegt) sprüht man die entsprechende Menge in den Mund. Morgens vor dem Aufstehen (am besten kurz nach dem

Aufwachen) wird dieser Vorgang wiederholt. Die Flasche bleibt während des ganzen Anwendungszeitraums auf dem Nachttisch stehen und hat dort ihren festen Platz. Was steckt hinter dieser Art der Anwendung?

Die Zeiten kurz vor dem Einschlafen und kurz nach dem Erwachen sind Übergangsphasen zwischen dem bewussten Wachzustand und dem unbewussten Schlaf. Hier gehen wir über eine Schwelle, die Pforte zwischen zwei polaren Ebenen. In dieser kurzen Zeit ist unser Bewusstsein sensibel und empfänglich für Inputs von außen. Wir kennen das von suggestiven und imaginativen Meditationstechniken und Therapieformen wie der Hypnose. Indem die „spagyrische Botschaft" möglichst zeitnah an diese „Halbschlafphasen" übermittelt wird, ergibt sich die Möglichkeit, dass sie in tiefere Schichten vordringen und dort eine Resonanz auszulösen vermag.

Auch wenn die Form der „Nachttisch-Gabe" bei allen spagyrischen Essenzen und Rezepturen angewendet werden kann, steht sie gerade der zentralen Weißdorn-Thematik sehr nahe: der Symbolik von Hecke und Tür. In den Einschlaf- und Aufwachphasen wird „die Hecke in uns" durchlässig. Es öffnet sich eine Pforte, durch die wir auf die andere Seite gelangen. Deshalb sind gerade die spagyrische Crataegus-Essenz und Mischungen, die auf ihr aufbauen, besonders geeignet, mit diesem Ritual angewendet zu werden. Es trägt das gleiche Thema in sich, das auch den Weißdorn zentral auszeichnet. Damit unterstützt dieses Vorgehen die Heilwirkung von Crataegus in jene Richtung.

Wirkungen

Jede Behandlung zielt darauf ab, die jeweiligen Beschwerden zu lindern, im besten Fall zu heilen. Das ist ihr oberstes Ziel. Bei Bagatellerkrankungen kann man die Wirkung recht einfach bewerten. Habe ich krampfhafte Bauchschmerzen und diese verschwinden nach einer bestimmten Anwendung, dann war die Therapie erfolgreich. Bei langwierigen und chronischen Erkrankungen ist das nicht so einfach. Auch bei psychischen und psychosomatischen Beschwerden wird es kaum vorkommen, dass eine Behandlung „auf Knopfdruck" wirkt, so wie eine Schmerztablette nach einiger Zeit mein Kopfweh verschwinden lässt. Wie kann man vor diesem Hintergrund die Wirkung spagyrischer Crataegus-Rezepturen beurteilen?

Weißdorn hat auf der körperlichen Ebene eine ziemlich eng umschriebene Wirkrichtung: Er soll die Funktionen des Herzens stärken und die damit einhergehenden Beschwerden lindern. Das sind in der Regel keine Bagatellerkrankungen. Von spagyrischen Crataegus-Rezepturen kann man nicht erwarten, dass sie organische Herzkrankheiten heilen, wohl aber damit einhergehende Beschwerden eindämmen können. Bessern sich z. B. akute Schwindelgefühle, die bei einem alten Menschen infolge seiner Herzschwäche auftreten, durch eine Crataegus-Rezeptur, so kann man von einer Wirkung der Anwendung ausgehen. An der organischen Schwäche des Organs wird die Mischung wohl kaum etwas ändern. Dennoch wird man von einer Wirkung sprechen können, weil die Beschwerden fassbar besser werden.

Anders als auf der körperlichen Ebene ist die Beurteilung einer Wirksamkeit auf der psychischen und psychosomatischen Ebene schwieriger. Je weiter weg man vom rein körperlichen Bereich kommt, desto mehr Faktoren kommen mit ins Spiel, die den ganzen Menschen betreffen – also auch seinen Geist und seine Seele. Das heißt auch, dass zusätzliche Einflüsse aus dem sozialen Bereich einfließen. Das macht eine Beurteilung der Wirkung einer spagyrischen Mischung komplizierter. Die üblichen Kriterien für eine Beurteilung greifen hier meist zu kurz. Deshalb sind neue gefragt.

Erste wichtige Voraussetzung für das richtige Einschätzen der Wirkung auf psychischer Ebene ist das Aufgeben der üblichen Problemfokussierung. Nur darauf zu achten, ob z. B. Kummer, Trauer oder Angst besser werden oder nicht, fixiert unsere emotionale und mentale Wahrnehmung auf das Problemfeld mit seiner negativen Energie. Trotzdem sind eine gute Beobachtung und intensive Wahrnehmung seiner selbst jetzt gefragt. Wichtig dabei ist, genau zu wissen, worauf die Aufmerksamkeit vorrangig gerichtet werden muss.

Die Wirkungen spagyrischer Crataegus-Rezepturen können sich grundsätzlich auf drei Ebenen zeigen: der körperlichen, der seelisch-geistigen und der sozialen. Besonders wenn Mischungen eingesetzt werden, die auf psychische Problemfelder wirken sollen, sind auch Veränderungen abseits des eigentlichen Beschwerdebildes wichtig. Es ist daher angeraten, während der Zeit, in der die Rezeptur angewendet wird, sich und sein Leben in einer ganzheitlichen Weise zu beobachten. Die Auseinandersetzung mit folgenden Fragen kann hilfreich sein:

Körperlicher Bereich:

- Gibt es sicht- oder spürbare Veränderungen am Körper, auch außerhalb des Beschwerdebildes?
- Melden sich frühere Beschwerden wieder?
- Verändern sich bestehende Beschwerden positiv oder negativ?

Seelisch-geistiger Bereich:

- Zeigen sich bestimmte Emotionen? (Ärger, Wut, Trauer, Schwermut, Freude, Zuneigung, Glück etc.)
- Gibt es auffallende Träume?
- Kommt es zu einer erhöhten psychischen Empfindlichkeit im positiven oder negativen Sinne?

Sozialer Bereich:

- Gibt es Veränderungen im zwischenmenschlichen Verhalten?
- Kommt es zu ungewöhnlichen Begegnungen mit anderen Menschen?
- Ergeben sich neue soziale Verbindungen, Herausforderungen oder Chancen?

Sehr hilfreich ist es, sich jeden Abend etwas Zeit zu nehmen und anhand dieser Fragen für den jeweiligen Tag eine Art stichwortartigen „Rapport" zu schreiben. Im Niederschreiben fixiert man die eigene Wahrnehmung und kann dann über sie reflektieren und Erkenntnisse daraus ziehen. Man sollte sich dabei stets darüber im Klaren sein, dass spagyrische Essenzen in erster Linie persönliche Ressourcen anregen sollen und die in uns allen angelegte Fähigkeit, sich in Phasen der Unordnung und des Chaos neu zu strukturieren.

Spagyrische Essenzen übertragen keine Kräfte, Energien oder Informationen im üblichen Sinne. Die Wirkung fußt auf einer Begegnung – einer Begegnung zwischen Mensch und Essenz. Und Begegnung ist eine Art von „Erinnern", wenn sich die Begegnenden wesensähnlich sind. Es ist die Erinnerung an die Einheit, die beide verbindet. Daraus entsteht eine machtvolle Wechselwirkung, eine Resonanz. Und diese Resonanz ist es letztlich, die Kräfte freisetzen kann, dort, wo Kräfte wirklich sind: im Menschen – in seinem Körper, in seiner Seele, in seinem Geist.

Ausblick

Die Ausführungen in diesem Buch haben deutlich gemacht: Weißdorn ist nicht nur eine Heilpflanze, die gut fürs Herz ist. Weißdorn hat tiefgreifende und breite Wirkansätze. Überblickt man alles, was das Wesen dieser Pflanze ausmacht und setzt dies mit den momentanen globalen Krisensituationen in Verbindung, unter denen wir momentan leben müssen, dann wird eines klar: Weißdorn ist eine Heilpflanze für die heutige Zeit – vor allem in Form der spagyrischen Essenz Crataegus.

Spagyrik löst die naturgegebene Struktur einer Pflanze auf und führt sie durch einen gelenkten Ab- und Umbauprozess hin zu einer neuen Ordnung, der spagyrischen Essenz. Einen solchen Prozess durchläuft aktuell die Menschheit als Ganzes – und damit auch jeder Mensch als Individuum. Strukturen, die über lange Zeit Halt und Sicherheit versprachen, kommen ins Wanken. Sie tragen nicht mehr und müssen neuen Platz machen. Dies ist ein sehr schmerzhafter Prozess, der Verluste mit sich bringt. Die Spagyrik zeigt aber: Das Chaos muss nicht den Untergang bedeuten, sondern eine bittere, aber notwendige Durchgangsphase, an deren Ende ein Neuanfang steht. Dieser kann zu neuen Ordnungen führen, die der weiteren Entwicklung des Menschen förderlich sind. Im medizinischen Kontext gesprochen, führt die spagyrische Essenz den Menschen von einer „alten" Gesundheit (Pflanze) zu einer „neuen" Gesundheit (Essenz). Dabei können auch überkommene Denk- und Handlungsmuster, die zu Krankheit und Krise geführt haben, überwunden werden. Sie sollen neuen (besseren) weichen. Den schmerzhaften Prozess, der damit einhergeht, kann und soll die spagyrische Essenz nicht unterdrücken. Sie soll den Menschen vielmehr begleitend durch das Chaos führen. Dieses Hindurchführen macht jede spagyrische Essenz individuell anders, je nachdem welcher Pflanze sie entstammt.

Weißdorn spricht vor allem das Herz an, sowohl auf der konkreten organischen Ebene als auch im übertragenen und symbolischen Sinn. Dieser ist für den Menschen genauso real wie der körperlich fassbare Bereich, weil das Narrative die Wirklichkeit des Menschen ebenso prägt, wie es die materiellen Grundlagen des Lebens tun. Wie die Erzählebene des Weißdorns mit der Symbolik des Herzens verknüpft werden kann, wurde hier ausführlich beschrieben, ebenso, wie die spagyrische Crataegus-Essenz über die reine Herzwirksamkeit hinaus zum Einsatz kommen kann. Weshalb aber ist gerade die Herzthematik des Weißdorns speziell für unsere heutige Zeit von so zentraler Bedeutung?

Das Märchen von den Herzensengeln (s. S. 22) hat es gezeigt: Der Mensch konnte seit Anbeginn keinen richtigen Bezug zum Lebendigen aufbauen. Sein Denken, Fühlen und Handeln waren und sind immer auf das Verstehen, Begreifen und Machen konzentriert. Er hat nie vom Baum des Lebens gegessen, ja, er hat diesen mit der Zeit ganz vergessen. Das Organ aber, das für das Leben steht, ist das Herz. Leben existiert, solange das Herz schlägt, und endet unweigerlich, wenn es dauerhaft aufhört zu schlagen. Das Herz steht außerdem mit Emotionen wie Liebe, Güte und Empathie in Verbindung, ebenso mit ethisch-moralischen Empfindungen. Da der Mensch nie ein tiefes Verständnis des Lebendigen entwickeln konnte, leidet er nun immer mehr an Symptomen eines kranken Herzens, körperlich, emotional wie auch ethisch.

Das Grundanliegen der spagyrischen Crataegus-Essenz ist es, die Sensibilität des Menschen für die großen und übergeordneten Herzthemen zu öffnen und zu stärken. Damit soll sich im Leben des Menschen nach und nach mehr „Herzlichkeit" zeigen – auf welcher Ebene auch immer. Dann entwickelt sich der alchemistisch aufbereitete Weißdorn vom Arzneimittel in klassischer Form zum Lebensmittel im erweiterten Sinn des Wortes: zur Herzensnahrung, die die Voraussetzungen schaffen kann, dass uns aus dem Chaos der heutigen Zeit eine lebens- und menschenfreundliche Zukunft erwachsen kann.

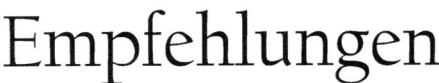

Empfehlungen

Spagyrik ist eine sehr alte, aber auch komplexe und vielschichtige Therapieform. Sie hat viele Gesichter und „die eine Spagyrik" gibt es nicht. Man findet in ihr unterschiedliche Grundideen, Therapierichtlinien und Herstellungsweisen für die spagyrischen Mittel. Dieses Buch fußt auf dem Heilsystem der spagyrischen Einzelessenzen, die für jeden Menschen gesondert zu einer Mischung — einer spagyrischen Rezeptur — kombiniert werden. Wer sich in die Methode einlesen möchte, findet die notwendigen Informationen in mehreren Büchern, die das Thema aus verschiedenen Blickwinkeln vorstellen.

Hans-Josef Fritschi

Kreative Spagyrik

Das Buch der Rezepturen

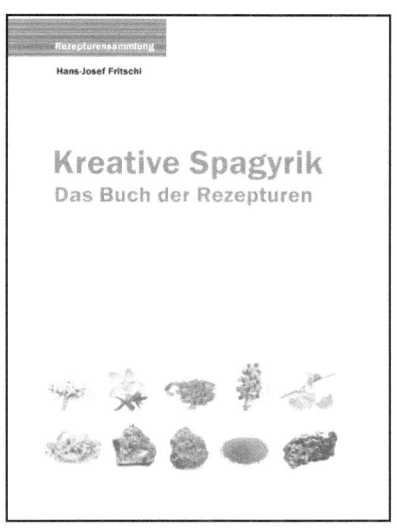

Großformat, Spiralbindung, BoD, 152 Seiten,
ISBN 978-3738612752
€ 29,95, E-Book € 19,99

Spagyrische Pflanzen- und Mineralessenzen bieten die
einzigartige Möglichkeit, sie zu individuellen Rezepturen
zu kombinieren. Dies erschließt für die Spagyrik das
weite Feld eines kreativen Rezeptierens. Dieses Buch
zeigt, wie sich dieser Ansatz im therapeutischen Alltag
einfach umsetzen lässt. Ein wertvolles Arbeitsbuch zur
Kreation individueller Mischungen aus Essenzen von
Absinthium bis Zingiber und von Aqua maris bis Zincum
chloratum.

Hans-Josef Fritschi

Der Dornen Kuss

Die heilende Alchemie der Rose

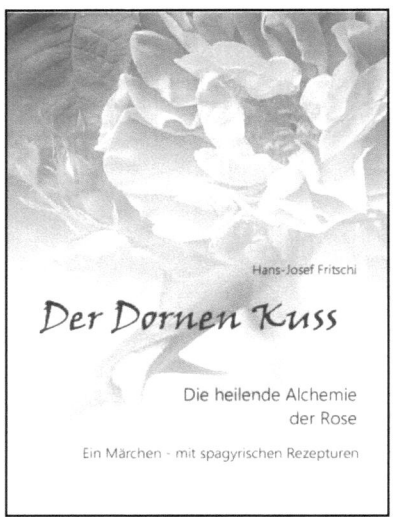

Kartoniert, farbig illustriert, BoD, 64 Seiten,
ISBN 978-3837018899
€ 12,99, E-Book € 9,99

Die Rose besitzt eine besondere symbolische Bedeutung. Keine andere Pflanze ist so eng mit der Liebe verbunden wie sie. Als spagyrische Essenz kann die Rose all
das, was das Thema Liebe im Menschen symbolisiert,
ansprechen. Mithilfe eines Märchens wird die tiefe Bedeutung der alchemistischen Wandlung durch die Ro-
senessenz in berührender Weise dargestellt. Hieraus
ergeben sich dann spagyrische Rosen-Rezepturen für
zahlreiche körperliche wie seelisch-geistige Schwierig-
keiten. All diese Rezepte werden ausführlich vorgestellt
und gezeigt, wie sie anzuwenden sind.

Hans-Josef Fritschi
Die Blumen des Propheten
Khalil Gibran - Poesie & lebenskundliche Spagyrik

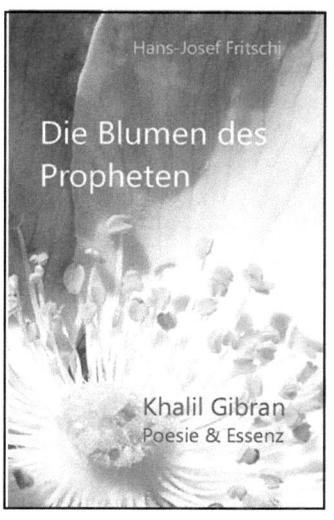

Kartoniert, farbig illustriert, BoD, 96 Seiten,
ISBN 978-3739200392
€ 12,99, E-Book € 9,99

Das Leben ist ein Wechselspiel zwischen Kräften, die Strukturen abbauen, und solchen, die Neues formen. Gemeinsam pulsieren sie um eine Mitte, in der alles eins ist. Das ist ein Grundgedanke im Werk von Khalil Gibran (1883 – 1931), dem Schöpfer des Weltbestsellers »Der Prophet«. Das ist auch die zentrale Idee der Spagyrik. In diesem Buch wird die Poesie Gibrans mit den Heilwirkungen spagyrischer Essenzen in Verbindung gebracht.

Hans-Josef Fritschi

Weil du ein Vampir bist, sagt Mama

Spagyrik für Sophies Seele

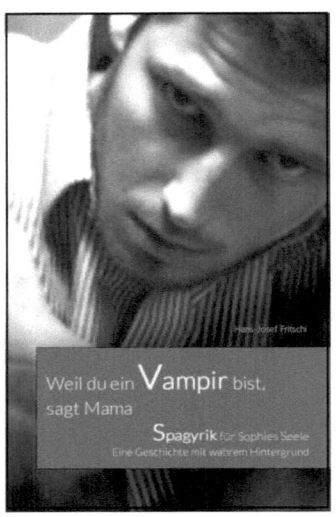

Kartoniert, farbig illustriert, BoD, 84 Seiten,
ISBN 978-3739213996
€ 9,95, E-Book € 7,99

Die siebenjährige Sophie lebt nach der Scheidung der
Eltern bei ihrer Mutter. Beide leiden unter der Trennung
sehr. Schon kurz nach der Einschulung zeigen sich bei
Sophie Verhaltensauffälligkeiten und Lernprobleme.
Jedes zweite Wochenende verbringt das Mädchen bei
seinem Vater. Bald fällt der Mutter auf, dass Sophie nach
diesen Besuchen sehr traurig ist. Sie bespricht die Situa-
tion mit ihrer Heilpraktikerin und bekommt von dieser
eine Flasche mit einem spagyrischen Spray zum Schutz
von Sophies Aura. Doch die Therapie entwickelt sich
anders als gedacht ...

Hans-Josef Fritschi
Solve et coagula
Grundzüge einer lebenskundlichen Spagyrik

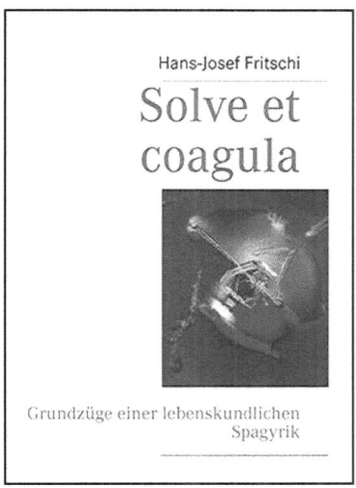

Kartoniert, BoD, 140 Seiten,
ISBN 978-3848224395
€ 14,99, E-Book € 9,99

Dieses Buch beschreibt den Weg der Pflanze zur spagyrischen Essenz – ein Weg, der den Prozessen beim Menschen während Krankheit und Krise sehr nahe ist. Im
Zentrum steht das Lösen und Binden, das »Solve et coagula«. Es führt zur Quintessenz und zum archetypi-
schen Bild einer gelungenen Heilung. Hier wird Spagyrik
aus einem neuen Blickwinkel beleuchtet, weder in der
Strenge einer »alchemistischen Orthodoxie« noch in
einem esoterischen Mainstream. Als Quelle dienen sowohl Gedanken der antiken Naturphilosophie als auch
solche aus Spiritualität und Psychologie.

Hans-Josef Fritschi

Alternativloses Heilen

Welche Medizin wir bekommen, wenn Globuli & Co.
verschwunden sind

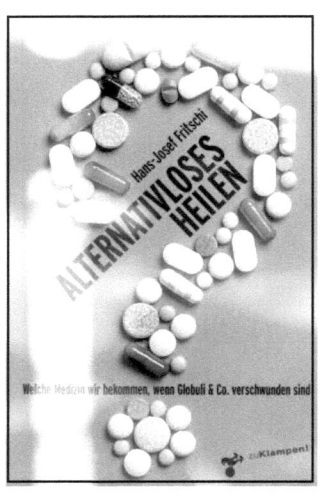

Gebunden, zu Klampen Verlag, 160 Seiten,
ISBN 978-3866746091
€ 18,00, E-Book € 13,99

Wenn es nach dem Willen bestimmter Kreise aus Naturwissenschaft und Politik geht, sollen erfolgreiche alternative Heilmethoden aus der Medizin verschwinden. Was würde das für uns Patienten bedeuten? *»Eine spannende Lektüre, welche die Widersprüche in der Argumentation der ›Skeptiker‹ wissenschaftstheoretisch erkenntnisreich analysiert und einen aufgeklärten, undogmatischen Gegenentwurf für eine menschliche Medizin liefert.«* Jens Behnke in: Natur und Medizin, 9. September 2020.